博雅

历史与理论

What is Medical History?

什么是医学史

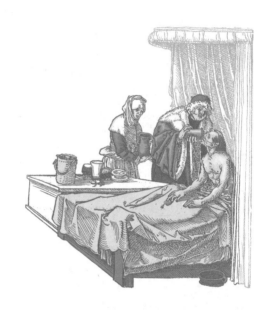

〔美〕约翰·伯纳姆（John Burnham）著

颜宜葳 译 张大庆 校

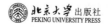

北京大学出版社
PEKING UNIVERSITY PRESS

著作权合同登记号 图字：01-2006-1164

图书在版编目（CIP）数据

什么是医学史 /（美）约翰·伯纳姆著；颜宜葳译 . —北京：北京大学出版社，2024.3
（历史与理论）
ISBN 978-7-301-34407-1

Ⅰ.①什… Ⅱ.①约… ②颜… Ⅲ.①医学史 Ⅳ.① R-09

中国国家版本馆 CIP 数据核字（2023）第 174782 号

What is Medical History?

Copyright © John Burnham 2005

First published in 2005 by Polity Press

This edition is published by arrangement with Polity Press Ltd., Cambridge

Simplified Chinese Edition © 2024 Peking University Press

书　　　名	什么是医学史
	SHENME SHI YIXUESHI
著作责任者	〔美〕约翰·伯纳姆（John Burnham）著　颜宜葳 译
责任编辑	李学宜　修　毅
标准书号	ISBN 978-7-301-34407-1
出版发行	北京大学出版社
地　　　址	北京市海淀区成府路 205 号　100871
网　　　址	http://www.pup.cn　新浪微博 @ 北京大学出版社
电子邮箱	编辑部 wsz@pup.cn　总编室 zpup@pup.cn
电　　　话	邮购部 010-62752015　发行部 010-62750672
	编辑部 010-62752025
印　刷　者	北京中科印刷有限公司
经　销　者	新华书店
	880 毫米×1230 毫米　A5　6.875 印张　175 千字
	2024 年 3 月第 1 版　2024 年 3 月第 1 次印刷
定　　　价	58.00 元

目 录

中译本序

约翰·伯纳姆的《什么是医学史》是一本关于医学史研究的简明读本，旨在向有兴趣进入医学史研究领域的新人介绍有关健康、疾病、医学和医疗保健的历史的研究方法，丰富人们对医学多样性的认识。该书短小精悍、观点明晰、引人入胜。

自 17 世纪开始，直至 19 世纪前期，医学史研究主要是医生的兴趣，大多围绕医学人物、典籍、事件展开，目的是学习前辈的诊疗经验以提升自己的业医能力，是一种"由医生为医生所写的关于医生的事"（by doctors about doctors for doctors），其研究视野聚焦于医学领域之内，因此又被称为"内史传统"（internalist tradition）。19 世纪中后期的研究继续着这个内史的取径，但通过强调医学的科学内涵及医疗活动对人类文明的贡献，医史研究拓展了视角，并且开始在公共事务和政治领域发出声音。20 世纪中叶之后医学史研究的转向以及新研究方法的引入，拓宽了研究者的视野，扩大了研究领域，深化了研究内涵，出现了医学史研究的社会转向、文化转向、身体转向、图像转向、物质文化转向等，这些"转向"使人们更全面、深刻地认识与理解医学以及丰富多彩的人类卫生保健活动。此外，当代医学史研究不仅引入了社会历史学、人口史、人口统计学、医学社会学、医学人类学等学科的理论与方法，研究范围也从医疗史拓展到广义的健康史、身体史、性史等领域。

作者以问题为导向，将医学史的研究划分为五个主题：治疗者、病人、疾病、知识的发现与交流以及医学和健康与社会的互动（称之为"五幕剧"）。作者并不是按照编年史的方法来分述各个主题演变的历程，而是结合历史文献简要勾勒主题和领域的核心问题。虽然没有直接采用时髦的"转向"话语来阐述，但作者指出20世纪下半叶，医学史吸引了历史学家的兴趣，他们把这个专门化的题材介绍进了更加宽广的社会史、文化史研究领域。与此同时，他们也把社会史、文化史的观念与方法带进医学史的研究，以至于医学史今天已拓展为医学与健康史、身体史、医学社会文化史等。

作者在第一部分介绍道，当代的医史研究不再受到以往医学史书写名医的传统束缚，而是呈现了治疗者从巫医到科学家不断演变的"形象"。研究者们既关注历史上做出了重大发明、重要创新的治疗者，赞誉理想医生的深邃智慧、无私胸怀、人性关爱，也为那些被正规医生抨击、排挤出开业医生行列的"非正规治疗者"辩护，后者在病人的眼中显得颇有魅力，尤其是当正规医生采用酷烈的疗法（如放血、导泻、催吐等）医治病人时，非正规医生的替代疗法（蛇油、面包丸、推拿捏骨等）更易为病人接受，即便那些人实际上只是施用了一些无效或者用处不大的药物和手段来敛取钱财。已有研究还强调了女医生、助产妇和护士的贡献，为她们在医学史上争得了应有的地位。

病人在以往的医学史研究中常常被忽视。20世纪中期以前，医学史的文献与史料主要来自医生的叙述和记载。但随着社会史、文化史的引入，医学史研究拓展了史料文献的来源，病人的叙事不仅丰富了医学史的故事，而且这种"自下而上"的观察也拓宽了研究者的视角，呈现出医疗保健活动的万花筒般的丰富景象。不过，作者并不是简单地提到医学史研究增加了一个来自病人的维度，而是从理论层面相当透彻地归纳了这个问题。文中首先解释医学社会学中有关病人角色的概念，然后从医学哲学的层面讨论了疾病（disease）与病痛（illness）的异同，说明什么是疾病不仅基于生物学的判断，社会和文化的判断也具有决定作用。例如，酗酒或同性恋在一定历史时期是疾病问题，而在另一历史时期又被去医学化，归入了个人生活方式的偏好选择问题。作者从病人角色聚焦到对身体的多层面认识：古老的整体论身体、器官系统构成的机械论身体以及社会文化的身体。这些多种多样、变化不定的"身体"理解，目前已成为研究者努力开掘的"新史料"——从中可以窥视人们怎样看待他们的身体，如何定义自我。

疾病史是医学史研究中一个富有潜力也饶有成果的分支。它的独特之处，在于疾病本身影响深巨却又无可抹煞的物质性，这是任何相对主义或社会建构论都无法忽略不计的。作者为了凸显这一点，在第三章"疾病"的起首部分特意附上了一幅照片，照片上是一个颌面癌晚期患者因发生坏疽而严重毁形的面容。但作者同时也认为，疾病对人类生活的影响是多维度的：既可被认作一种生物学事件，导致个体的躯体损伤和疼痛，也可被视为复合的心身事件，给病人添加躯体和精神上的痛楚，还可作为复杂的社会性事件，小到影响家族的繁衍，大至改变人类文明的进程。疾病本身的多重性给医史研究创造了探索的丰富可能，作者择要介绍了其中成果最突出的几个选题系列。疾病定义和再定义的研究方向借着罗森伯格（Charles Rosenberg）提出的

"架构"疾病的模型，探讨了不同社会在历史上如何为治疗者、病人以及其他文化合作者创造出各种病痛范畴，尤其关注了特定文化、特定技术以及现代日趋复杂的社会组织化如何影响人们定义病痛的方式，既承认往昔的社会协商和过滤，亦不否认或贬低疾病进程的身体实质。考古病理学借助包括实验和统计在内的分析手段，解读考古发掘得到的人类遗存，揭示出上至史前时代的疾病流行状况。其他的几个热点问题有波及面广泛的流行病，有在医史研究中具备"模式疾病"地位的黑死病、结核病和梅毒，还有一些由于这种那种的原因特别引起研究者兴趣的疾病，每个方向的探索都贯穿着对于疾病定义的重新思考，它们从各个角度和层面诠释了疾病的生物学属性与其社会效应之间的复杂联系和互动。在"历史研究的类别"一节中，作者还向读者展示了历史学家最感兴趣的疾患各自可以归类到哪些大的类别，这对于希望尽快入门的研究者其实是一份很好的路径指南。在疾病社会史研究中，社会建构论是人们理解疾病观念的演化和疾病处置中复杂的社会文化现象的一种模型，使人们在研究疾病观念和疾病防治策略时重视政治、经济、宗教等社会因素的作用，它强调了现行疾病观既是医学知识进步的体现，也是复杂的社会协商的结果。疾病的全球化也刺激了疾病史的跨文化研究，医史学家们开始重视研究不同文化在健康和疾病观念上、在促进健康和防治疾病的医疗实践上的共同点和差异，考察人们的生活方式、文化习俗、宗教传统在医疗保健中的作用，比较研究不同时代、不同地域人们的健康观、疾病观，并将之作为勾画文明的发展过程和社会进步的一个着眼点。本章之末，作者结合这些理论方法讨论了医史研究中歧见异说比较集中的几个方面，如回溯诊断是否可行，又如，疾病史的现有叙事方式是否可以彻底颠覆。

　　伯纳姆将以往医学史研究的主体：医学知识的发现、创新、交流及应用放到本书的"第四幕"中，不仅试图将医学思想史与一般知识史、科学史、技术史、文化史关联起来，而且也涉及科学哲学与科学史的关系问题。医学思想史研究丰富了人们对健康、疾病及医疗保健问题的认识，挑战了医学知识的客观性和真理观，有助于人们更好地认识人类医疗保健的多元化特性。正如法国医史学家格梅克（M. Grmek）所指出的，社会史方法适用于公共卫生史和古代医疗保健史的研究，并指出医学作为一门应用科学，与纯科学相比似乎更多地受到社会、经济、文化、政治因素的影响，而思想史方法更适用于生物医学中的"纯科学"和"硬科学"部分，从认识论的视角探讨医学理论、概念演进的内在逻辑。当代医疗保健危机的重要原因之一是人们期待医学技术终将解除人类所有的病痛，呈现给人类社会一个健康、长寿的世界，但生命的过程性却决定了每个人必将由健康走向衰弱并最终死亡。错误的医学目的，必然导致医学知识和技术的误用。要化解这场全球性的医疗危机，须对医学的目的作根本性调整。从思想史的视角来认识与理解医学的复杂性，当人们在抱怨当下医学的问题时，我们应将这些问题置于一个更广阔的视域，从思想史的视角，联系过去与现在，审视我们的健康观、疾病观与生死观，思考医学的价值和责任。

　　本书的最后一部分，作者介绍了医史学家如何试图从更宏观的视域来考察健康、疾病、医学及医疗保健与社会的互动。作者认为这种交互作用是医学史研究领域里最令人着迷的论题。疾病模式、人群健康状况不仅受自然环境的影响，也受政治经济社会影响，另一方面，疾病反过来也塑造着社会文化和人类历史。作者指出，治疗者、病人、疾病、知识的进展与传播，都是医学史研究的重要内容，但它们都是在社会文化的框架中呈现出来的，反过来，它们也受社会文化变迁的影响。医学团体、医疗卫生服务体系、医疗保障体系和社会福利制度的发展历程，也反映了国家治理和全球政治的演变，越来越吸引研究者的关注。

《什么是医学史》关注医学史的五个基本方面，作者旨在为进入医学史研究领域的新人提供一个简要的学科介绍。书中举出的研究实例，虽然多数只是一语带过，但每一个例子背后都隐藏着一部或一批有分量的学术出版物。文献的时间下限为 2005 年，不过，书中提到的这些成果在国际上医史研究的学术圈子里都曾经很有影响，有些早已成为领域内的经典。检索阅读这些书籍文章，不仅可以让人认识医学史研究以往的概况，还可以帮助读者掌握本领域的许多权威文献。从这个意义上说，本书的内容并未过时。自然，如作者在"前言"中说过的，囿于书的体裁，他不能一一为成果注明出处，但有兴趣的读者通过书末给出的扩展阅读书目，终会发现本书提到的所有作品。在信息流通畅达的今日，相信中国读者也不难获得资料之中的相当一部分。

主题式的方法需要医史研究者对本门学科有更好的把握能力，对于新进入医学史领域的研究者来说，采用编年史体例梳理过去的观念与实践恐怕是一种更容易的路径。书末推荐的医学通史和医史研究入门著作正可以当作这部分读者继续前行的快捷通路。

五幕大戏之外，作者在结语中给出了自己对医学史的回顾与展望。这也是全书最见功力的部分。伯纳姆不仅介绍了医学史研究范式的演变，还通过医疗化和去医疗化问题，论及过去和当前医学史的争论、范式变迁的背景分析以及医学史与医学哲学、医学社会学研究的互动关系，阐明了医学史研究目的在于更加全面、深刻地看待健康、疾病与当代经济和政治之间广泛而复杂的相互作用，即"什么是医学史"，旨在通过对医学史的解说，帮助人们更好地认识与理解医学究竟是什么。

张大庆

2021 年 9 月 10 日

前　言

　　本书面向的是这样一些读者：他们初次与医学史相遇，希望能有一本入门性质的介绍。所以本书的题目叫作"什么是医学史"，也算切题。医学史就是医学史家动笔写下的事。在接下来的部分里，我要试着去解释医学史家们以前做过什么、现在又在做什么。描述他们这些工作的时候，隐含地带出的问题便是哪些事情他们还没有做，或者没有做完，或者做得不够完美，因为他们的确把许许多多机会留给了未来。

　　我要试着说明为什么研究医学史很重要。我还想要解释为什么这么多的人醉心于医学史，为什么这一领域发展得如此迅速。人们发现，对健康和卫生保健的往昔有所了解竟是如此乐事，而且其乐趣体现在各种不同的层次上。不过我要有言在先，我们这本书里主要涉及的还不是医学史家们得到的答案，而是他们提出的问题。

　　由于篇幅实在有限，我没办法给这本书加上惯有的那一整套学术"行头"，比如注释和参考文献。这本书的性质也决定了我无法一一指明——不管是在正文内还是在其他什么地方——我从他们文章中受惠的绝大多数的学者。医学史界的同仁们自会辨认出我提到他们成果的那些地方，而无须我明言其姓字。我以跻身于他们之中而自豪，对这许多杰出的学者，除了其中寥寥几人外，我都未能举出他们的大名，在此谨表示谢忱和敬意。

我特别在本书末尾部分，给出了本领域有关文献和史料的一个简短的介绍，假如读者愿意分享我和我的同事们的感奋心情，这个介绍也许能帮助初学者进行更多的阅读和研究。实际上这里的线索最终会把读者引向本书所反映的所有作品的作者，还有很多很多其他的人。我希望每一位读者都能加入到我们中间来，在探讨以往的人们如何对付病痛的过程中同享我们的乐趣。

由衷感谢阅读本书初稿并提出宝贵修改意见的以下诸位学者：俄亥俄州立大学医学遗产中心的我的同事保尔森（George Paulson）和伍尔利（Charles Wooley）、加州大学洛杉矶分校医学史专业的奥尼尔（Ynez V. O'Neill）、俄亥俄州立大学历史系的帕迪利亚（Roberto Padilla）。

不言而喻，本书体现着我对研究生和博士后期间指导教师们的敬意，他们是：诺尔斯（George Harmon Knoles）、柯蒂（Merle Curti）、奥马利（Charles Donald O'Malley）、特姆金（Owsei Temkin）、韦特（Ilza Veith）、拉帕波特（David Rapaport）和谢弗（Roy Schafer）——以及三位亦师亦友的同事，卡尔森（Eric T. Carlson）、杰克逊（Stanley Jackson）和昆（Jacques Quen）。以上诸位一个接一个地在我面前揭示了医学史的诸般胜境。

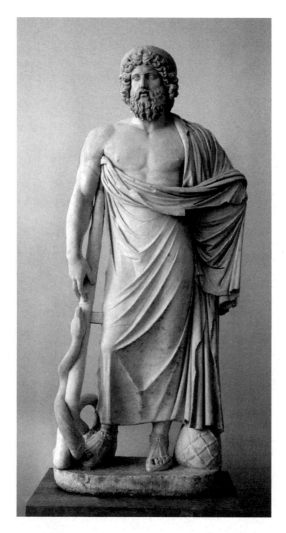

希腊医神阿斯克来庇乌斯（Aesculapius）的一尊古代塑像。阿斯克来庇乌斯手执医杖，杖上盘绕着一条蛇。后世在尊崇西方古典传统的国家中，阿斯克来庇乌斯被奉为医师的象征。

引自 Eugen Holländer, *Plastik und Medizin* (1912)。

导言　医学史从哪里来

　　研究医学与健康史的学者们的工作，折射出探索、思考和写作的可观成绩。但现在的医学史学科向外扩展的速度也是令人眼花缭乱的。这一领域日新月异的景象也许有助于解释，为什么学者和一般的读者都觉得医学与健康的陈年往事特别地激动人心。

　　多数的专门史领域，例如外交史，一开始都只是一般历史研究的一个方面，它逐渐精细化，终至分裂而独立。医学史的演变却完全是另外一回事情。医学史最初是一块遗世独立的狭小的园圃，完全由医生们为了他们自己的目的而灌溉栽培着。只是到了20世纪，特别是20世纪的后期，这个题目才吸引了其他类型的历史学家的兴趣，这些人把这个专门化的题材携入了更加宽广的社会史研究领域。与此同时，他们也把社会史的方方面面都引进了医学史研究，达到这样一种程度，以至于我们今天经常要把它叫作"医学与健康的历史"。

　　看看近年来与历史学形形色色的分支进行的这些交流，就可以明白本来就很有趣的一个题目怎么会变得愈加迷人。这种交流也解释了下面的每一章为什么要像现在这样收尾：医学史把我们引向出人意表的前路，它们中的许多条将会通往何处，我们今天还无法预知。

医学史的开端

2 关于医疗经验和医疗实践的发展，最早的历史记载包括两个方面。首先，对于以希波克拉底（Hippocrates，约公元前 460—前 370）和盖仑（Galen，公元 129—216 ?）为首的历代医学经典大师的教诲，执笔写作的医生们很愿意进行描述和讨论。第二个明显的方面是，这样写成的历史，其目的在于传授那些千百年前成书的典籍里的观点，而且是把它们当作时下通行的、有用的医学知识来传授。所以说，医学史在它发端的时候只不过是展示永恒真理的一件工具，每个时代的医学实践和医疗行业就安放在这永恒真理的基座上面。

记述了医学思想和医学思想家的这种最早的编年史，它的训诲目的从 17 世纪初开始（具有象征意义的奠基作品是勒克莱尔 [Daniel LeClerc] 的《医学史》[*The History of Physick*, 1696]），一直持续到 19 世纪前期。实事求是地说，过去各个时代有关疗法和病症的史料时至今日仍然能帮助医学教师向学生们解释许多知识和实践的内容及其重要意义。例如"安慰剂"，连很多外行人也知道这个传统的术语。

18 世纪晚期和 19 世纪，医学史除了增补和阐释医学经典，更焕发出新的生命。启蒙时期的医史学家一开始采纳的是普遍的进步观点。于是医学史便成为连本的故事，里面讲的是一种理念进步到下一种理念，而且据说一种比一种更高明。比如威廉斯（W. H. Williams）早在 1804 年就写下了《简论医学的进步》（*A Concise Treatise on the Progress of Medicine*）一书。像这样的书里叙述的主要是理念，每一种理念又和一位作者联系在一起（如在 1628 年出版其名作的哈维 [William Harvey]，他背离盖仑的经典，描述了或者说"发现"了血液的循环）。

然后到了 19 世纪中期和末期，科学的威望节节增长，与此相伴的是观察和试验所采取的那种钉是钉、铆是铆的眼光，医学史也遵从了科学定下的规矩。达朗贝里（Charles Daremberg）索性把他 1870 年出版的一部经典之作题为《医学科学的历史》（*The History of Medical Science*）。这样，撰写医学史的医生们从四个方面重新安排了他们的题材。首先，他们从这时起开始强调，所谓进步不仅意味着接纳新知识，也意味着摒弃陈说。其次，医学史家的目光专注在医学的发现，使得伟大的发明者们被抬得很高。第三个方面是医生们知识的不断完善和他们的人道主义精神使得医学可以被描述成西方历史上时时处处对文明贡献良多的一大因素。第四个方面，通过强调医学活动的贡献与重要性，在医生与不靠医学手段施治的人以及与假冒为医的人展开争夺战的时候，医学史家可以运用手中的记载，充当医生的后盾，而另两种人往往代表着历史上的"谬误"。比如说，中世纪医生们常常写到的那些冒牌货，他们治病的效力既不可能在临床也不可能在实验室的检验中得到证实。这样一来，尽管医学史到这时还牢牢掌握在医生的手里，但它已经不仅能够服务于业内的教学目的和职业目的，还能够在公共事务领域和政治领域（尤其在绝大部分文章的出产地——德国）派上一定程度的用场了。

经典外观逐渐成形

20 世纪刚刚开始的年代，医学史东一处西一处地（又是在德国为多）变成了医学院校课程的一个部分。莱比锡的祖德霍夫（Karl

Sudhoff）创办了本领域一份主要的专业刊物，今日通称为《祖德霍夫档案》（*Sudhoffs Archiv*），至今仍在出版。各国成立了一些兴趣团体，国际的医学史学会也早在 1920—1921 年间便产生了。

当一个专业领域建制化的这些标准变成现实的时候，医学史的主要题材演变出一种经典的外观，20 世纪绝大部分时间里（对某些历史学家来说，其后的时间亦然）它始终充任这一学科领域的核心。医学史的内容不外乎：伟大的医生们做出新发现，知识增长了。并且这种知识被人理解为西方文明中高等文化的组成部分。一代又一代人过去，历史书写者的研究质量在提高，然而基本的叙事一仍旧贯。即使在 1944—1945 年那样的黑暗年月里，仍然可以在一年间统计到 3000 篇以上"有关医学史的"新文章。这些文章大体上出自医生之手，他们并非有才能的历史学家，笔下常常是规行矩步地复述公认的故事，或者进一步开掘它们。但是从大量的写作者中浮现了精英的职业群体，他们把医学史变成了一个虽狭隘如故，却已经有很高质量的专门领域。

主要在 20 世纪 60 年代，一些学者开始注意到这种"伟大的医生们做出新发现"的叙事帮助了高高在上的医学行业屏蔽社会的批评。因此大约从 1960 年开始，即使在医学史中也有一些意见不同的思想家开始运用历史向医师的权威发起攻击。此外，作为医师权威化身的医疗机构，例如医院，变成了持批评态度的改良主义作家的现成靶子。一些人甚至提出，一向被视为医学进步的事物或许产生过不良的副作用或包含着反社会的缺陷。另外，在大西洋两岸（和其他地方），有关"伦理"和"社会化的医学"的争论给医生和他们批评者的文章都加进了些刺耳的音符。

这时医学史领域的学者开始探究自 19 世纪末期起已经越来越明显的一个因素：医学中发生的事情影响果然深远，无论是从社会政策、从经济还是从深受医疗保健影响的个人生活来说。当时在包括医学界改革者在内的许多热心公益的人眼里，最紧迫的事情是关注那些得不到医疗照顾的人们。

社会史学者来到了

不过，从 20 世纪 20 年代算起，尤其是到 30 年代，有了另外一群历史学家开始关注医学史。他们是训练有素的社会史家。最初只有一小批人进入医学史的领域，然后学者的数量迅速增长，到了第二次世界大战后的几十年尤为兴盛。20 世纪早期写出医学史精品的那些医生们都是聪明人。他们立即认识到，可以从职业历史学家那里学到有关高标准史学研究与写作的很多东西，并且把这认识付诸实行。但是他们的努力仅仅加深了医学史改头换面的程度，因为是获得哲学博士的历史学家、而不是获得医学博士的人们蜂拥进入了这个领域。处在思想背景总体变迁影响之下的这两个群体的工作成果构成了本书的主题内容。

第一批研究医学史的社会史家是两次世界大战之间在美国兴起的所谓新史学运动的成员。20 世纪六七十年代开始，若干对普通人的历史感兴趣的英国历史学家加入了他们的行列，欧洲大陆也有类似的群体加入进来，他们也是为普通人书写历史的人，并且对往日社会结构的变迁多所叩问。尽管这些史学家经常以抨击时弊的口气写作，他们却有一个共同的追求，那就是拓展医学史研究者史料来源的种类，增加分析研究中出现的人物类型。至于那些从一般社会史起步的人，医学史则为他们提供了探索形形色色深奥的历史问题和历史理论的一块异常肥沃的园地——特别是，我们如何才能对昔日普通人的行动和文化有所了解？了解的程度如何？

社会史家的价值尤其体现在，他们唤起我们注意那些治疗活动在其中蓬勃开展的社会制度/机构的历史，而且最重要的一点，唤起我们对医患关系予以关注。正如劳伦斯（Christopher Lawrence）（简洁地）和许多其他学者（长篇大论地）评论过的那样[1]，在过去称为"自下而上的历史"（相对于仅涉及精英医学思想家和医学领袖的叙事而言）的研究中，社会史家通过把关注放在患者一方，为医学史引入了很多新的维度。这些史学家们甚至指出人们看病时经常选择本身并非医师的治疗者。社会史家还给这个领域增添了趣味。就像历史学家莱恩（Joan Lane）观察到的："医学的社会史……无论按照什么标准来说都是与世上每一个人有关的历史。既然我们都要经历出生、疾病、衰老和死亡，那么我们早晚都会做一名患者，会在医学的某些分支下接受照料，如同我们绝大多数的祖先一样。"[2]

即使是通常由医生们撰写的技术性的医学史也受到新的发问方式和新时代的影响。人们关于健康和病痛的观念是怎样变化的？技术在医疗实践中已经变得如此重要，以至于一大部分晚近的历史可以向另一群专门史家——技术史家——那里去借鉴。我们也可以像19世纪的作家讲述航海传奇或者20世纪的作家制造科幻作品那样，只谈论技术的终端产品：一个人完全可以听懂故事，而无须理解仪器的工作原理。

总的框架：医学化相对于去医学化

若我们在 21 世纪开始时回望医学史发展到今天这种繁荣境地所经过的道路，会愈来愈清晰地见到一个居高临下的主题涵盖了这个研究领域多种多样的变迁和对峙。所有的作者，无论他们是技术史的还是思想史的，或是沿用某种社会文化史的取径，无不关注着医学化和去医学化的各种势力。

据一些作者的说法，医学化就是医疗体制使用采自治疗世界的概念对人群施加一定模式的社会控制。如同历史记载表明的那样，任何一个具有一定规模的社会里，治疗者——临床医生——都努力增进他们的效用，扩大顾客群和社会影响。他们尽量使他们的专业知识在自己的家庭和社会圈子之外获得承认。同时在每一个社会里，又有许多人竭力保卫着他们自身或他们的社会领地免受治疗者的影响，不被医学化。这些对立者行事的思路完全在医学领域之外。假如有人——无论是自己还是亲友——患了病，他们希望为病人祈祷。或者他们希望使用传统认可的民间药方，而不是新开发的疫苗免疫接种。或者他们会把某些人的古怪状况定义成道德问题、社会问题或万物有灵论的问题，而不是定义为疾病的进程。

医学化一般并不是文明中间一个刻意为之的计划。有时它已存在了很长时间，就像在中国，饮食从上古时起就已经高度医学化了。食物都服从医疗保健的目标。每个季节都有它容易诱发病痛（如感冒）的和能够增进健康的食品，比如某种动物的肉能使人在冬天变强壮。直到今天还有一道菜肴的名字叫作"药材鸡"。

历史学家注意最多的是医学思想塑造生活面貌的程度发生了什么变化。确实，医学化这一社会进程在社会张力加剧的时候表现得最为显著。而且这一进程有着多种形态。仅仅通过认识和命名一种新疾病，例如猩红热或军团病，临床学家和生物医学家就可以把生活中的一个小小的部分医学化，把表象和主观感受送进了一个有确定名称的医学范畴。语言本身可以揭示出一种病能以多少种方式迁入或者迁出医学的地盘。曾几何时，公认漂亮的人多半是胖乎乎的或者个子敦实的那种。但后来同样的人就成了"体重超标"，弄不好还会被人担心生了病。个人的生活方式既可以被看作"健康风险"（医学化）；又可以用来反叛式地表现我行我素（去医学化）。20世纪后期，将性问题从医学的辖区移出去放进道德的辖区，是去医学化的一种引人注目的形式。

近年来，不是健康而是清洁变成了社会标准和经济利益的产物。肥皂的生产厂家和市场营销人员因此不知不觉地把一句健康格言——"干干净净不生病"——去医学化了。不过，既讽刺又耐人寻味的是，洗涤用品的广告商套用了医学论据和医学隐喻来诱人购买他们的产品——比如说，甚至发明了一种家常新病：口臭。

将人们的这种那种问题予以医学化，压力和动力至少在一些时期里来自像上面的广告商那样的治疗者行列之外的人。其实正如罗伯特·奈（Robert Nye）以及其他人所指出的那样 [3]，所有人都热衷于接受医学的思维。从近代早期开始，热心人士借助医学途径破除了许多现象的神秘色彩。最著名的实例或许就是16世纪晚期的外尔（Johann Weyer）医生和其他人以自然主义的立场把女巫解释为精神疾病。当时及以后的很多人发现就身体问题而言，医学思想家提供的解释比起从传统或者迷信出发的解释要强得多。

医学化进程经常远不止是团体力量或个人的选择。各个欧洲化社会的历史上，富于创造力的写作者们很早就采用了医学的隐喻。制度可以患病。改革家可以像医生一样治疗社会。在人际关系方面，可以说某个人是脖子上的疖或者其他什么解剖部位上的疖。所以说一个人可以看看自己生活世界的构造，看看它包含了多少直接间接通过医学了解的东西。其实他们大可以再衡量一下有多少钱（相对于其他事情）花费在医疗保健上面，从而想到这个经济体的医学化是过度还是不足。应该怎样看待在迈入 21 世纪时把国民收入的 14% 花费在医疗保健上的美国人呢？

公共卫生的问题——特别是污染的影响及其控制——很快从医生和生物医学家的手中转到了政治家和公民团体的手里，转换成了在这种情况下使问题去医学化的一些术语。各种偏离正轨的行为随着时间推移，匆匆忙忙地从教士手中转到律师手中再转到医生手中又转回来。历史学家付出了很大努力，想要梳理清楚不同时代里哪个行业负责对付犯罪、自杀、疯癫和各种看起来是身体方面的毛病。正如戈尔登（Janet Golden）所指出的，去医学化不单单是对医学化进行抵消。它自身也可以代表着一种力量。[4]

本书作者的用意在于尽可能地展示医学史拥有多么丰富多彩的方式带领我们进入由医学化和去医学化进程引出的多个不同的探索领域。为此目的，我觉得最有用的办法是将医学史看成五幕同台上演相互交织的好戏。每一幕戏的脚本都是学者们千头万绪的工作。但每一幕历史剧都是且演且编，并无确定的结局。而且，每一幕剧都可以从这样一个方面来观看，即历史学家与他们的研究对象一样，深陷在医学化和去医学化的对峙之中。

采用戏剧的隐喻有另外一个好处。每一幕剧我们可以集中关注一个普遍的问题，例如医患关系，或峻猛的干预疗法与温和的支持疗法之争。我们也可以集中关注一种叙事随着时间的开展。这样，每一幕剧就把围绕着主题或者围绕编年进行的史学讨论放回到情境中间。

这几幕戏剧的基本结构保留了西方医学和医学制度／医学机构不断进步的概念——以及这种"进步"怎样最终体现为医学化。如果对这种叙事及与之有关的各种从属情节长久保持的中心地位视而不见，那也是个错误。但现在的许多历史学家也注意到这种叙事对他人来说意味着什么，特别是对那些欧化世界以外的人，比如说传统的日本医生不得不首先适应汉方，然后又要适应荷兰人的医药。这些学者们为戏剧提供了种种相异的版本。

历史学家们因之越来越清醒地意识到非西方文化的医学体系中那些平行推进、有时也互相推动的戏剧情节。当人们一边扩展、深化和地方化他们对核心故事的梳理，一边又添加了这种意识的时候，医学史那难以逆料的结局越发指向了四面八方。

不过医学史与其他历史并无二致，因为学者们同样在孜孜以求寻找证据——使每一幕戏剧更臻完善的证据、使争论得以解决的证据，这些争论让人们在追踪往事的线索时目光更加锐利。

注释

〔1〕 Christopher Lawrence, "The Meaning of Histories, " *Bulletin of the History of Medicine*, 66 (1992), pp.638-645.

〔2〕 Joan Lane, *A Social History of Medicine*: *Health, Healing and Disease in England, 1750-1950* (London: Routledge, 2001), p. vii.

〔3〕 Robert A. Nye, "The Evolution of the Concept of Medicaliza-tion in the Late Twentieth Century, " *Journal of the History of the Behavioral Sciences,* 39 (2003), pp.115-129.

〔4〕 Janet Golden, " 'An Argument That Goes Back to the Womb': The Demedicaliza-tion of Fetal Alcohol Syndrome, 1973-1992, " *Journal of Social History,* 33 (1999), pp.270-271.

第一幕　治疗者

在每个已知的社会里，总有人担任治疗者的角色。

每一个生物体在受伤的时候，或者遭到细菌之类的活的敌害侵扰的时候，都会调动防御机制，设法维系生命。动物会舔舐伤口、休息、饮水，还会进行其他的治疗活动。而人类不同凡响的地方在于，他们引入了第三方来照顾和处置病人——这就是治疗者。人类甚至还发明出一整套社会结构，来界定病痛和矫正病痛，按照现在的拗口叫法，此物被称作医疗保健供应体系。

治疗者与祭司

曾有一个时期，西方思想家把近代社会想象成从"原始"社会进化而来，那些原始社会大致类似于探险家们所发现的样子。在这种社会里，典型的治疗者是"巫医"，是一个既熟悉又有定型的人物，他用宗教仪式和奇奇怪怪的材料治疗生病的人。

学者们现在已经不再相信今天的医药起源于巫医术士的活动。然而，从处理触犯禁忌的事情和对付别人邪术的萨满到我们自己所属的小"部落"里最高级的专家，大相径庭的各种文化中，治疗者的有关

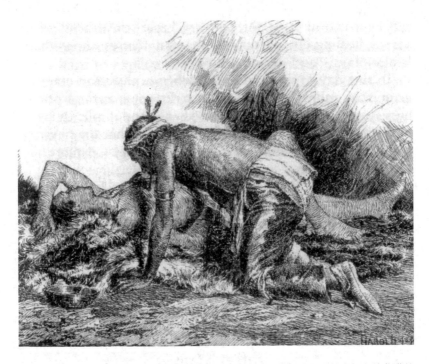

19 世纪的一幅绘画，表现当时的奥吉布瓦人（Ojibwa，美洲平原印第安人）的萨满从病人体内吮出疾病，萨满显然在通过中空的芦苇茎吸吮。

引自 *Seventh Annual Report of the Bureau of Ethnology to the Secretary of the Smithsonian Institution*, 1885-1886。

情况可以暴露并照亮医术中最基本的成分。尤其值得注意的是，萨满 11
这一角色说明治疗者过去扮演过，而且一直扮演着祭司的角色。

多数社会里直至今日，当医师迈进门诊室的时候，他 / 她仍然多少笼罩在神父般的光环下，不仅患者和医助感觉到这点，医师本人也隐隐自得。医师是在扮演某种角色，这个想法本身启迪了文学艺术家把行医当做社会舞台上的表演来剖析。

神职与医职的重叠中令人特别难忘的一点是所有形式的医疗活动中普遍的、根本的仪式性质。首先，治疗者必须做出诊断，说明究竟是什么在侵害这个病人。仪式的第二部分（也是最不确定的部分）是预后：疾病进程将会走上哪条道路？在人们对治愈很少抱什么期望的古代，医师的声誉主要依靠他（原文如此）预测病情发展的能力。仪式的下一部分，不用说，是开立处方。世世代代的治疗者们早已经看清了这点：他们一定得开出个什么方子，哪怕只给些糖丸也好。哪个医师不肯下处方的话，他定会失去他的病人，因为病人要是不能怀揣着处方走出门外，那么他 / 她的典型感受便是遭到了剥夺。最后的一部分是账单。这个仪式结尾的部分具有多么普遍的意义，一首童谣的佚名作者可以给我们证实，他在歌里把"药片"（pill）和"账单"（bill）拿来押韵。这个联系——事实上还有这全部仪式——对很多民族的文化里很多世代的人们来说，原是再自然不过的。

医学仪式里的各个元素随着时间不断变化，医学史家也继续追踪它们。医师如何分类和理解症状，并做出诊断呢？举例说，若干年前法国哲学家福柯（Michel Foucault）提出，医生的"凝视"可以极大地改变他 / 她把病人身上发生的事情抽象化的方式。实际上福柯认为这种"凝视"甚至可能涉及社会政治关系。而在判断预后方面，单单是昔日的医学人物为认识疾病进程做出的艰苦奋斗便足以吸引一卷又一卷故事的作者：为什么疟疾的发热间隔如此规律？治疗学的历史同样挑起了最活跃的兴趣。至于医师收费问题怎么会让人这么着迷，这有些难于解释——但涉笔这个题目的人为数不少。有一位研究者在多年前曾提出，创纪录的医师收费当推英国医师迪姆斯戴尔（Thomas Dimsdale）1768 年给叶卡捷琳娜女皇和她儿子进行天花人痘接种的账单：10 000 英镑现金、5000 英镑的年金、俄国男爵爵位外加国会议员的头衔（想要得到今天的对应数字或许还应该乘上 100）。

即使在巫医的身上，我们也能思考医学史最基本的问题之一。巫医治病的能力从哪里来？对一些巫医来说，这种力量来自他们自己，来自他们与神灵之间特殊的关系。普林斯（Raymond Prince）引述过一个尼日利亚约鲁巴（Yoruba）族巫师的话，这名巫师在父亲死后从通灵的途径学会了医术。他说："我做了一个梦。我看见我父亲，他把我带到一箱器械前面……我早上醒来的时候内心快乐，决定试试我的手气……每当我遇到棘手的病人，父亲就来到我的梦中帮助我。"[1]历史学家指出，直至 19 世纪，医师个人的权威还是绝大多数行医活动中最重要的因素。

但是其他一些巫医发展他们的能力并不完全靠着个性和人格魅力，更多的是凭借操纵自然利用自然的知识和技巧，凭借他们知道如何使身体与环境达成和谐，凭借他们了解哪些天然的材料——例如草药——有治病的力量。而且很多巫师都能熟练地预言疾病的前途。因此，即使在医药的宗教一面或迷信的一面，也有医学的要素浮现出来：治疗者具备专门的知识，他／她能够把这一套知识传授给其他治疗者。这些知识既可以是关于自然的也可以是关于神鬼的，或者兼而有之。

生活在诞生了西方医学的那些古代文明里面的人们似乎很坦然地接受治疗的自然手段与宗教手段彼此你中有我、我中有你的局面。在这些社会里，有明确身份的医生们既在宗教信仰基础上、也在经验信念的基础上工作。在汉谟拉比法典（约公元前 1750）中，医生的形象就是如此。约公元前 3000 年，一位巴比伦医生的浅灰色雪花石膏柱形章上有这样的文字： 14

> 哦，救援产妇的 Girra 神的侍从 Edinmugi，医生 Ur-Lugaledina 是你的仆人。

古埃及存留下来一幅医生的肖像，其中的人有名姓可考，但这里的"医生"一词同样在严格意义上的医学功能之外纳入了宗教功能。残留下来的一些医学纸草文表明了——哪怕撇开木乃伊的制作不谈——医学里的经验手续和宗教仪式还是齐头并进。公元前 1550 年的埃柏斯（Ebers）纸草文里有一份治疗烧伤的药方具体显示了治疗的宗教取径和自然取径多么紧密地交织在一起，一段咒语明确说明它是药方的组成部分：

> "哦神的儿子荷鲁斯！大地上有火啊！尽管有水，但现在没有，水在你的口中呐，你来灭火的时候，尼罗河在你脚边。"
> 念诵此咒
> 生育过儿子的妇女的乳汁
> 糕饼

> 公羊毛
>
> 敷在烧伤处

在埃及，专司宗教和专司医药的人究竟有多大分别，历史学家对此仍然意见分歧，学者们也还在研究存世文献中的观念构造。但是在古典时代的希腊文明里，祭司与医生的身份已经明确地分开了，尽管二者都还从事着治疗的行当。医学史家们重建了司治疗的半人神阿斯克来庇乌斯神庙中祭司们的活动。病人可以到神庙中献上适当的祭品并付给祭司酬劳。然后病人在开向神庙庭院的回廊，即所谓圣所（abaton）中入眠。神明会在夜间来到病人的梦里——经常化作蛇身——告诉病人如何才能被治愈。

15　　　治愈后心怀感激的患者屡屡留下碑刻的证词：

> 患头痛的 Hagestratus。他因头痛而失眠。他来到圣所的时候睡着了，还做了一个梦。他觉得神治好了他的头痛，神还让他裸身站起来，教他使用竞技场的套马索。白昼来临的时候他健康地回去了，不久后在 Nemean 竞技大会上比赛得胜。

阿斯克来庇乌斯是阿波罗神的儿子，他有两个女儿海吉亚（Hygeia）和帕纳西（Panacea）①。从古希腊的象征体系衍生出了医生的象征——蛇杖（caduceus），它是医神阿斯克来庇乌斯的代表。珍视本行业传统

---

①　医神这两个女儿的名字分别是英语中"卫生学"（hygiene）和"万灵药"（panacea）二字的词源。——译者注

的医生们怀着温情，把祭司医疗残留的这些痕迹当成他们职业世系的一个合法组成部分。

古代医学中的自然主义

有志于探究古代医学的人与研究古代的其他学者一样，工作的方法便是找寻书面记录、翻译其中的文字、拼合断简残篇，再进一步推断出治疗的社会环境和其他环境。这些成果中的每一项都足以引发热闹的争论：残片是真品吗？文字何时成书？

医学史家最浓厚的兴趣集中在古希腊医疗活动的自然主义形态，它构成了那个时代的医学教育和医学实践。当时发生的事情是这样的，公元前8世纪和前7世纪，希腊哲学家们越来越清楚地辨认出存在着一个世界——自然界，当诸神疏于看顾的时候它也照旧运转。慢慢地，使用地中海地区民间医术和经验疗法的治疗者们开始把病痛和身体看成大自然的一部分。接着他们相信可以理解自然并出于治病的目的而在一定程度上操纵自然。他们倒没有把治疗世俗化到那样的程度（如一些学者所认为的），以至于另外树起一杆俗世医学的旗号。

被传统的学者们奉为后世西方医学之源的这种新医学，其象征人物是地中海东部科斯岛（Cos）的一位教师希波克拉底。我们知道这个人，是因为若干文献习惯上被视为希波克拉底的著作。学者们已经断定《希波克拉底文集》（*The Hippocratic Corpus*）是一组内容未必完全融通的作品，出自众多作者的手笔，主要年代在公元前5世纪和前4世纪。正如所有古典文献的情形一样，专家们对于哪些要素进入了

16

文集，何时进入，直至对于每个段落应该怎样阐释和理解——至今还是言人人殊。不过，这套作品作为一个整体，问世以来一直以它人情世态的通达、临床观察的犀利和"希波克拉底"式的宽广眼界启发激励着历代的医生。

《希波克拉底文集》豁然特出的一点是它惊人彻底的自然主义。历史学家喜欢引述其中有关癫痫的段落，它也叫"跌倒病"，被看作一种圣病，因为据说患这种疾病是由于神祇的直接干预："正是由于这一原因该病被称为神圣的：然据我之见，它既不比别种疾病更神圣也不比别种疾病更庄严，而是有其自然的原因，它之起自该原因，与所有的疾患并无二致。"——并且希波克拉底还举出发热、疯癫和其他毛病为例，说就医学而言它们的起因都是自然的。

希波克拉底当然不是唯一的一位医学教师。在希腊和罗马时代有着为数众多的医学流派，或曰医学宗派，实行和教授着形形色色的医学。一些派别强调灵气（pneuma），然而这灵气又是可以用躯体手段治疗的。另一些强调传统的疗法。还有一些是折衷主义者，兼收并采各派的信条。不仅如此，包括希波克拉底学派在内的各个派别经常与其他古代思想家有深厚的渊源。例如古代医学的第二位伟人、主要于公元 1 世纪在罗马行医的盖仑（Galen）便曾经大量汲取哲学家亚里士多德（Aristotle）的思想。历史学家试图根据有限的材料重建古典时期医学思想的谱系、历史和意义的时候遇到了无穷无尽的问题。而且，当学者们深入古代记载的时候，他们发现自己在医学派别间的争论中竟开始站到某个当事人的立场上去——这也不是什么罕见的事！

开业和职业

在古代，除了祭司医疗和自然主义医疗之间的巨大鸿沟之外，还存在着另一种分裂。据特姆金（Owsei Temkin）的说法，希腊医生们一开始的工作从现有的传统出发，因此治疗的内容是将预先确定的药方应用到每个个体的病人身上，并且强调成龙配套的手续。到了大约公元前 5 世纪，可能就是希波克拉底的时代，医疗实践越来越多地改变为治疗者以一己之力施加于面前的患者。对医患关系，以至于对伦理的这种重视吸引了众多的古典学者。[2]另一位历史学家冯·施塔登（Heinrich von Staden）指出，由于关注点从寻找罹病者的宗教和道德缺陷（很多宗教中和"原始"治疗中常见的现象）转移到关心医生的责任上面，这种新形式的医疗实践甚至可能涉及美学和公共关系。在《希波克拉底文集》的《论骨折》一文中，作者观察到即使从技术上讲在骨折腿的上方安置夹板会更好些，医生以外的人还是"更容易相信，假如夹板安置在下方，医生才做得比较正确"[3]。

"希波克拉底誓言"说明了古时的文献和传统如何继续困扰着历史学家。为初入行的人准备的这份誓言是当时各门各派医生使用的多种誓言之一，它之归于希波克拉底原是伪托的。这份誓言明确表示发誓的医生要崇敬师傅并保守秘密。医生也应遵循一些伦理标准，例如保护病人的私隐、不在性关系上占病人的便宜、不为作恶的事提供毒药等等。初入行的人还要起誓不帮人堕胎。

学者们最终证明，不论传统怎么说，这份誓言其实在希波克拉底死后很久才出现，而且它后来大行其道是因为它对伦理观不同的各种人都能适用。然后，到了更晚近的年代，这些早期的学术成果又遭批

驳，一些学者坚持说这一誓言的年代更早，而且信守者的范围比以前

18　所认为的更加广泛。当这一更新鲜的学术成果面世之际，医学生却已
经在拒绝这份传统的誓言，原因是它包含着一些与现代世界颇不相宜
的成分。要求医学院毕业生重述这份誓言究竟是不是个得当之举，在
21 世纪的今日仍然有激烈的争论。

　　围绕"希波克拉底誓言"和医学伦理的历史生发出来的诸多问题，
都是医生们许多个世纪以来努力争取职业认可和职业地位的那一幕大
戏中的场景。这幕戏里出场的主角未必是像盖仑或者像威廉·奥斯勒
（William Osler）——初版于 1892 年的一本准绳式的医学教科书的作
者——那样的个人，毋宁说，他们是为获得权威、地位和收入而共同
奋斗的一个群体。确实，衡量一个社会的医学化的程度如何，标准之
一就是这个社会中的医生为他们的职业赢得了多少社会认可。

　　20 世纪中期，公众对医生的认可达到巅峰的时候，医学是当时的
模范职业。那时许多学者正想总结出作为一名专业人员意味着什么，
而每当人们从职业化的角度看待昔日的医生，这个时期的定义便不
免给这些看法罩上色彩。研究近代早期的医学史家尤其反对把 20 世
纪 50 年代的社会学公式套用到活跃在 16 世纪和 17 世纪的治疗者
身上，那些人的社会分层既复杂又变化不定，有的人科班出身，有
的人没受过训练。此外，19 世纪和 20 世纪大学里面讲授的医学与医
生们每天实际使用的医学经常并不是同一种货色。不过，如果想对不
同历史时期的现象有更多的理解，社会学家的某些公式还是很有帮
助的。

　　在任何社会里，典型的专业人员都是这样一种人，他们负责处
理人类生存现实中那些不确定的灰色区域，例如人与自然的关系（医

生）、人与人的关系（律师）、人与上帝的关系（神甫）。巫医给人的刻板印象是一名"万事通的专家"，他能处理人际关系，能解决宗教问题，还能给人治疗疾病。但正如历史学家布洛（Vern Bullough）指出的，只是在包括了法学院、神学院和医学院的中世纪大学出现以后，专门行业和专业人员才开始以一种现代人能够辨认的方式发展出来。当时大学训练出来的医生有权作为排他性行会的会员行医，因为地方当局承认他们这些人和他们的社会职能，一如对中世纪社会里其他的排他性行会那样。[4]

从中世纪直到 20 世纪，医师行会的成员们挣扎奋斗，一步步争取抬高自己在社会上的地位。固然他们时常白费了心力，这也都包括在本剧的情节之中。但后世对于理想职业种种特征的刻画毕竟帮助人们提出了一些问题，这时再来认识医生们如何从中世纪时期开始联合起来在社会上以少胜多，就容易得多了。20 世纪的专门行业，（1）依靠有系统的知识体系工作；（2）出售专家意见，不认为消费者永远正确；（3）享有各式行业特权，常表现为准入制度和排他的准入制度；（4）遵从同行间执行的伦理准则，以使群体对社会无害；（5）在亚文化中运行，其典型标志是职业团体；（6）对顾客采取道德中立的立场，这里所说的是一种非功利的和人道的立场，收费不与服务混为一谈；（7）默认地是一门社会地位较高的行业。[5]

古典时期的医生不符合这种职业标准。不仅医生掌握的知识和采取的路径形形色色，而且他们的社会地位大约只和工匠相等，比如木匠。并且他们是彻头彻尾的买卖人，只不过走街串巷兜售的不是器具，而是药方和服务。就连《希波克拉底文集》也在不断抨击其他医生的手艺。盖仑把他同时代的绝大多数医生描写得又无知又贪婪，把

19

他们比作居住在山林里抢劫过路行旅的强盗。不过已有不少历史学家指出，至少在罗马，当局给一些医生下达政府的聘任，以示对他们的承认，见识广博的人也自能辨认出谁是受过正式训练的良医。总而言之，医学实践中实际发生的事情和古代医生的实际状况仍然是极有趣和极有争议的研究领域。

20　　研究罗马时代以后的西方历史的学者们受到以今拟古的 20 世纪模型的启发，查考了医疗实践中何时出现自律的行业道德、系统化的知识和颁发执照的迹象。这些历史学家们坚持说，文艺复兴时期行会中的医师们和近代早期社会中的医师们确实以自己的方式形成了一门职业，只是它的外观与 20 世纪有所不同，而且它与当时的社会条件联系在一起，无论那是些什么条件。比如，迟至 18 世纪，奥地利军队里的贵族军官对属下医生的业务不满意的时候还可以下令鞭笞他们。但即使在这种情境中，医生作为一种特定社会成员的身份仍然通过他渎职的可能性得到了明确的承认。两端之间的张力在史学文章中一直没有消除，一端是更晚近的对于职业的普遍看法，另一端是治疗者在他们所处的社会环境下认同身份和行使功能的方式在多大程度上受到时间和地点的限定。

力求承认

互不相下的力量推动着剧情的发展，剧中的医生们是一群可以辨认得出的人，他们要求担任特定的社会角色，又常常差上那么一步或者几步，而得不到社会的专门承认。也有时，他们得手。

这台戏有很多脚本。最鲜明的一出用的是正式的、法律的台词：

给英国各个皇家学会颁发的许可状、林林总总的地方当局规定的收费标准、德国社会保险中纳入的就医补助、美国各州（以及相当独立地发生在哥伦比亚的）在 19 世纪中期对医师执照法的废除（！）——几十年后又继之以重新制定执照法的斗争。当今一个热点的题目是职业制度如何在这些斗争里正式和非正式地在不同时期将许多类型的行医者排斥在外：外国人、少数民族、低阶层成员，还有——首当其冲的——妇女们。还有宗派主义者、信仰治疗师，以及若干类似的未经过训练或非正统的行医者。

　　有些历史学家大力渲染医学行业不容置疑的最后胜利。治疗标准 21 全面提高。医生本来就是负责照顾和施济的一类人，现在他们代表了走向近代化的社会中人道主义的亲社会的力量。另一些历史学家选取的戏剧冲突铺叙了越来越完善彻底的职业化为什么实际上是狠着心肠向上爬的手段的不断运用和不断成功，这种剧本的叙述重点放在那些被专业人员排挤和摒除的人身上、那些被医师忽视的人身上，无论他们是有色人种、土著医生、民间医生，还是无力拥有社会保险的工人和农民。

　　历史学家近来考察了高社会地位的作用，尤其是科学化的医生及其所属医疗机构在帝国主义的进程中起到什么作用。令人难忘的是，一些历史学家发现在已经存在治疗者行会的东亚和南亚，西方医学传入的时候土著医生的社会地位上升了。

　　从 19 世纪晚期开始，职业化的进程不但在各个日益近代化的社会里发生，更在一个日益官僚化的背景下发生。因此医学——现在的模范职业——的职业化进程处处表现出进步，而且不单单是在表面的意义上。这就难怪讲述医学进步的文字在这个组织日趋严密的世界里博得了人们持久不衰的青睐。也就难怪，历史学家眼中的旧日时光总是被一条稳步上升的路径所照亮。就算是正在寻绎医疗保健中官僚化程度增长的各种线索，我们还是能追踪出医学职业不断抬高地位的过程。

近代西方医学的职业史中，大部分的戏剧性正是来自正统医生对江湖游医、宗派分子、兜售秘方的人展开的正义的或自以为正义的斗争。最耐人寻味的是，作为专业人员的医生不仅要努力从明显处在替代地位和边缘地位的医生们手中夺取领地，还要从其他的专业人员和半专业人员手中争夺地盘，特别是律师和神父，以及助产士、护士和心理学家。这些专业人员和有希望成为专业人员的人反过来又试图从医学行业收复失地。有些 20 世纪末的作家甚至预测到了这些多半受经济驱动的力量在去医学化方面取得的重大胜利，就像英格尔芬格（F. J. Ingelfinger）在 1976 年为《新英格兰医学杂志》写的著名编者按《职业的去职业化》一文中所说的，"一门职业……当怀疑和不信任代替了它的受信托的形象，当商业主义压倒了其他不那么自私的动机的时候，它就在劫难逃了"。

组织起来的医师们因此与两支兵力对垒。第一支人马拒绝医学的所有新潮流、新思想和所有其他医学化的方面。第二支人马积极主张将社会的一个方面或几个方面去医学化。

许多学者以怀疑的眼光看待行业的维权战斗，或者叫作地盘之争。的确，千百年来治疗者们的身份和工作日程是如此多样，因此对于近代化没有成为主要力量之前的那些时代，使用医学化这一概念很可能不是那么妥当。在中世纪，教会下过几道谕令禁止神父行医，但又颁发了大量的特许状。进入 18 世纪后，每一教派都有许多神职人员开展医务。其他能够阅读医生所用的书籍的人也同样行医，我们现在也知道那些医学文献都是哪一些。

　　这样，很多历史学家便把注意力重点放在治疗与治疗者的历史上面，不再顾及正式的资格认定，甚至也不管社会的资格认定。事实上，在欧洲化的社会和别的社会里，受人承认的医师与其他的治疗者用的常常是同样的疗法，例如放血，很多时候他们所用的推理和理论也是一样的。在中世纪，一个铁匠兼营接骨的营生算不得什么稀奇事。研究近代早期的学者们常可以赋予非医师的治疗者一份光宠，把他们的活动与受过正规训练的医师相提并论。很多史学家不仅在欧洲，而且在其他的文化中都能发现有益的医学多元化现象，例如拉丁美洲，那里卷帙浩繁的历史文献记载了各种各样的"curanderos"，也就是有训练的和无训练的民间医生，其中多数是经验主义者，亦即根据不成体系的经验工作的人。

排挤和摒除

23

　　不过，并非所有的学者都同意把治疗者不分青红皂白归为一类。更多的学者不赞成说晚近的历史时期里所有的治疗者都执行同样的功能，这些史学家笔下一直存在着一个等级体系，其中不同类型的治疗者占据着不同的位置。的确，这些历史学家可以说，医学精英的行为和教诲在他们平时活动的社会中所造成的影响是超乎寻常的。

　　但是一旦我们抛开受过正式训练的医生，更深入地观察他们的替代者，历史学家的机遇便开始增加，这在 20 世纪 80 年代和 90 年代尤为明显。千百年来，有多少种人就有多少种民间医学，民间医学的源头乃是家庭传统和社群传统、神秘主义和各式的迷信。总的说来，属于非正统范畴的那些医学，当它们与理性的官方的教育结合起来的时候，装扮出无数的外观，而且还像历史学家于特（Robert Jütte）描述的那样，"点明了国家、地区和文化间的差异……使种类繁多的替代医学愈加复杂"[6]。真的，姑且不说各类治疗者使用的那些物质材料，单是为了治疗而"触及"一个人，就有过多少种不同的方式？

关于不同时代那些被正规医生抨击为危害人类健康的人或被看作商业竞争者的人物，学者们已经能够在传统文献的基础上积累新材料。许多人被慢慢排挤出开业医生行列，但在人们眼中，甚至在认同这种排挤的人眼中却显得很有魅力。比如说提倡大量饮水和浸泡在水中的水疗医，他们在现代人眼里就颇有人缘，因为当时其他的选择都是酷烈得多的疗法，而且很多医生还在药方里开出特别有害的物质，如泻药氯化汞（甘汞）。

有一个传统的贬义词用来称呼替代疗法治疗者："江湖游医"。江湖游医是欺骗病人的人，假作具备医学知识，实际上只是施用一些他自己也知道无效或者疑心没什么用处的药物和操作来敛取钱财，比如说给病人施用"蛇油"、面包丸或是推拿捏骨。江湖游医经常又是些富于色彩的人物，徒有行医的外表（而无其中的科学内容），借着大众平时对这外表的理解而得逞。

但是，很多治疗者的确相信自己的秘方。很难把真诚的秘方兜售者同凭经验治病的人区分开来，他们偶然撞上自认的天然药方，就把它热心推销，希望能帮上全人类一个大忙。有一个这样的好心郎中名叫珀金斯（Elisha Perkins），18世纪90年代他因为发现了金属"牵引器"的效力，名声传遍大西洋两岸，所谓"牵引器"就是治疗者手握的两根有尖端的金属物。他对自己的疗法信心饱满，以至于 1799 年黄热病在纽约流行期间他用这办法去救治患者，结果自己染疫身亡。

这一类真诚的治疗者范围很广，从相信找到了成功疗法的正规训练的医生到自以为发现了本人治病本领的轻信的外行，再到那些求助于超自然力的人。江湖游医和凭经验治病的人中间，时时刻刻混杂着传统的信仰治疗者，有时候他们的个人魅力在一些病人身上产生的影响如此强大，竟然带来可以检测得出的显著改善，就像被 17 世纪的那位爱尔兰"击打者"格雷特雷克斯（Valentine Greatrakes）治愈的那些情况，他使用触摸来治疗所有的病人。所有这些五花八门的行医方式在西欧社会有史以来一直都很繁荣。

一些历史学家被形形色色的治疗者的活动吸引过来，并研究了分界线存在或消失的种种进程和原因。神职人员给出诊断意见的同时也提供宗教关怀，这属于比较单纯的情况。19 世纪的医学宗派（与古代世界的医学宗派很不相同）则提出了一个不同的问题。历史学家写到顺势疗法（由德国的一个正规医生创立）、草药和折衷疗法（发源于几个并非医生的美国经验主义者的教诲）、水疗（其起源与一名不是医生的德国人有关）以及后来的正骨疗法（源于一名美国经验主义者）的行医者时候，既有同情又有怀疑。这些医学宗派的追随者数以百万计。每当这个或那个宗派的拥护者抨击正统医生（常常抨击得还很有力）的时候，他们看起来好像是在反对医学化。但既然这些宗派的成员使用医学的形式——医学的仪式、"医生"的头衔、职业团体——他们也一样可能起到推动医学化的作用。两种情况下都有学者生动地描绘了所有这些小宗派的内史与社会文化史。

对于正规医生明确打算把对手的医学体系排挤到边缘并取消其合

法性的运动，学者们也特予注意。在19世纪的美国，医师与非正规的医生哪怕是有交往，也要受到制裁。最极端的一个例子是19世纪纽约州的一个医师，他因为与顺势疗法医生有交往而被逐出了医师协会。那位顺势疗法医生不是别人，就是这名医师的妻子。

当然，排挤和摒除的运动无论在近代早期还是19世纪，抑或更晚近的时候，都特别有意义，因为它们可以充当易于理解的生动模型，让我们看到强势团体如何玩弄权术，争夺对社会的操纵权。实际情况也可能比这更复杂。有些历史学家已经指出，我们还不清楚是否古往今来世界各地的医生都有使用权力甚至无意中压迫他人的资格。

假如已经存在身处边缘的治疗者的话，过程就更复杂了。而且，医疗行业内部还有一些成员，他们以这种或那种方式构成一个社会阶层，肯定比受过较好训练的医生地位为低——在德国这些人称为sekundär Ärzte（副医师）；法国类似的人叫作officiers de santé（卫生员）；在俄国是feldshers，即乡村医生。实际上，14世纪的高丽宫室曾专门训练过一批家世低微的妇女，为女性提供医疗照顾。东印度公司在19世纪训练过名为"本地医生"的一些人，让他们在欧洲医生出缺的情况下工作。

此外，也是最值得注意的，即不仅从事护士工作的人，而且助产妇也是许多地方长期以来的医疗保健供应体系的一部分。其实纳入这个体系的各种医学助理人员无不如此，包括护士和医学技师在内。谁能说他们不是治疗者呢？历史学家考察这些边界地带时收获颇丰。

26 　　自古至今，还有很多生活在各个家庭和社群里的"高明人"，大家都会去向他们讨教。马克·吐温（Mark Twain，本名萨缪尔·克莱门斯，Samuel Clements）回忆起他在19世纪中期度过的童年时代，说："每个女人都是医生，她从林子里自己采药，还知道怎么配出一服药，让梆硬的死狗吃了都能冒出活气儿。"这种邻里医生有些受过正式的教育，但绝大多数仅仅是些观察力锐敏、常识丰富的人。新浪漫主义风行的 20 世纪晚期，这些高明人和民间医生成为历史学家的诱人题材。高明人尤其令人感兴趣，因为他们大多是女性，属于被摒斥在正式开业者行列之外的一群。当然，有些人是助产妇，而助产妇一般来说既不贫困也不无知。其他的人，男性和女性都算在内，则纯粹是见多识广罢了。最主要的，他们提供了常规医疗之外的选择，即使在他们同情医生的观点，增强了医学化的形式的时候，这点仍然成立。

医学史近来的一个重大进展在于探讨了社会性别观念的力量如何塑造治疗实践。这些研究典型的开篇是揭露妇女怎样被男医生从医疗行业排除出去或者以其他方式受到他们的压迫（例如护士担任的角色）。第一位毕业于医学院的女性布莱克威尔（Elizabeth Blackwell，1849 年获得医学博士）的生平场景至今仍然鲜活地——而且极具启发性地——展现着她不得不克服的那些障碍和骚扰。发生在欧洲大陆的类似故事也渐渐浮上水面。这些故事出现后，若干开拓性的研究工作很快随之而来，其中歌颂了女医生、助产妇和护士们被人遗忘已久的成就，强调她们的贡献，为她们在医学史上争得了应有的一席之地。

治疗和施善

后来的历史学家们拓展了探索的范围，使它们更具普遍性。著作者们发现旧日男性主宰的社会仍有特定的角色留给女性，格外普遍的　27

一种角色是照料，特别是照料病人。现在已经清楚的是，担任这种特殊角色的女性，即使这个角色在 19 世纪正式地变成了护士工作，与男医师担任的角色之间的关系，不完全是单方面的。而且历史学家还更进了一步。他们指出正如社群中高明老妇人的情况一样，照料和治疗是密切相关的，哪怕男性治疗者身为尊贵的医师，他们也可能扮演一种本质上属于女性的角色。比如说，19 世纪医生介入产科医疗干预的雄心曾经招致了对"男接生婆"的公然蔑视，这隐含地印证了社会性别的传统。

塑造医疗行业形象的传统之一后来成为一个理念，即医生看病应不计报酬。开业医生的讣闻时常会提到死者曾为囊中羞涩的病人诊病，甚至诊病不取报酬。"他"是整个社群的照料者——显而易见的女性的作用。不难看出为什么一些历史学家会认为医疗照顾中的慈善因素原本建立在女性的传统角色之上。

按照西班牙史学家莱因－恩特拉戈（Pedro Laín Entralgo）的看法，我们可以把医患关系的理想化追溯到古希腊关于友谊的理念——每一方都应该把另一方看作朋友。[7] 可是，医生的忠诚是双重的。他（原文如此）不仅要爱人类和爱他的病人，还要热爱作为职业或作为技艺的医学。中世纪时期，宗教重新勾画了医生的责任。他的义务开始超出了单纯治疗的范围，需要进一步给病人以慰藉和安适。医生不仅要和有希望治愈的病人打交道，也要面对那些无药可救甚至死到临头的病人。这是医生职责范围的重要扩展，而且它明显代表了医学化向慈善延伸的一个维度，因为医生对于穷人施治和抚慰不取费用的义务是明白道出的。这样，慰藉和施善，再加上对技艺的热爱，便构成了西方医学治疗理想的组成部分。

　　许多历史学家记下了治疗者远未达到这种理想的具体实例。这些记录更凸显了理想。形形色色的治疗者现出贪婪本相的历史时刻是数不胜数的。恐惧在决定医生和其他人行为的方面经常也起到决定性的作用——不论是在近代早期惧怕自己圈子里凶多吉少的非正式的抨击，还是在 20 世纪下半叶的西方惧怕那些专打医疗事故官司的律师。的确，如此之多的历史学家专门讲述反面的教训，医学史说不定正在忽略那许多的行医者，他们在明知既无诊金也无薪酬的时候医治着病人，他们在没有报酬的情况下传授宣讲着医学知识，他们在各种境况下为了进行科学研究和临床治疗而做出了重大的牺牲，活跃在宗教机构、贫民窟里、疫病流行和灾害降临的场所，活跃在险恶的气候和敌意的文化中间。治疗者旧日活动的所有方面给历史学家提供了素材。

传　记

　　如何理解过去的治疗者？一个基本的，也是 20 世纪末重新变得常用的门径，是传记。传记就其本质和分类来说是一个有别于历史的特定的范畴。但传记大可以包含很好的历史，历史学家也运用传记的具体资料探讨和解释过去发生的事情。

　　医生及其他治疗者不论过去现在，其贡献主要都是无形的成果。因此，传记可以帮助记录生平的成就。许多医生留下自传是为了在历史上占有一席之地，许多传记作家利用生平记述也是为了同一的原因。显然传记和自传都能起到让人青史留名的作用（最著名的两个例子或许是：谁在 19 世纪 40 年代首创了外科的麻醉术，谁又在 20

世纪 20 年代首先采用了胰岛素治疗糖尿病人——两个问题都争论至今）。而且，我们还要公平地说，并不是所有的传记都一定对传主取同情的态度！

29　　历史学家还可以利用传记来告诉人们，某一特定时代的医学以及其他治疗方式究竟是个什么样子。在这种情况下，传主本人倒不必地位显赫，但应该很有代表性，或是平均水平，或是理想人物，能代表当时医疗照顾的状况，不管那是古代印度，还是 16 世纪的英国，还是 20 世纪中期的非洲西部。对很多很多学者来说，医学史的核心仍然在于发掘临床医生往昔的实际经历。

　　传记近来特别引人兴趣，这有两个原因。第一个原因是一些学者不再理睬宏大的历史叙事，传记能让他们保持一种叙事的方式，又不需要增加负担，做出超越个人生活史范围的明言概括。第二个原因是，如同医学教学的情况一样，案例确有教育作用。我们可以通过个人生活里的点点滴滴了解到任一时间和地点的医学中间正在发生着什么。在 X 地点 Y 年代开业行医是怎样的情况？在 X 世纪 Y 国家一个人在实验室里通常会有怎样的经历？ X 点上的医生们在多大程度上必须与同一时间同一地点的其他治疗者和平共处——他们各方把这种关系处理得怎样？的确，任何"微观历史"都有助于把遥远的时间拉近，让我们能够更加切近地查考许多一般性的论点。

　　最近医学史中最让人感兴趣的是能够揭示治疗者与病人和同行之间互动关系的诊疗工作的记录。历史学家麦克唐纳（Michael MacDonald）研究了一位 17 世纪白金汉郡医师的详细笔记。[8]另一位历史学家乌尔里克（Laurel Thatcher Ulrich）根据 18 世纪晚期到 19 世纪早期一位助产妇／治疗者的日记发表了一份材料。[9]这两份材料确实都非常丰富。从更大范围内搜集许多治疗者的工作记录，所发现的模式应有尽有。而且以下的模式绝非罕见：其他人不论，反正 18 世纪和 19 世纪医生们的大量精力是花费在设法向病人讨要应付的诊金。

　　了解昔日治疗者的另一条门径是考察他们作为群体起作用的方式。把某一地区某一时期有关医生或护士的材料合起来考察——即使他们没有正式组织起来，甚至没有建立关系网络——已经显示出关于这些治疗者的发人深省的细节，不管在阿姆斯特丹还是在布宜诺斯艾利斯。我们读到殖民时期的新英格兰妇女的材料，直至 18 世纪后期，她们，而不是医生们，才是社群里绝大多数人首先求助的对象。我们读到在 18 世纪和 19 世纪的德国、在英国许多地区、在北美和澳大利亚一带的若干地点存在的开业医和他们行医业务的材料。我们有挪威所有曾经开业的医生的全面而丰富的资料储备。当一群行医者实际形成了组织的时候，历史学家至少又可以发掘出他们存在方式的比较正式的侧面。专业协会的历史是非常丰富的——也非常有启发（下文讨论社会制度 / 机构时将再次提及）。

　　个人生平与群体和机构的"传记"都蕴含着内在的戏剧性，甚至是悬念，正如所有的好故事一样。但在叙事和传记之外，历史学家提出了治疗者如何看待他们自己这个问题——还有，他们如何把这一自我形象投射到公共领域。治疗活动也许是私密的，但治疗者的身份认同是一个社会现象。18 世纪集市上的医生会把他们的器械或其他象征着专业能力的物件展示出来，争取一份社会认同。15 世纪的医师会穿上特色鲜明的长袍，20 世纪的医师会穿上实验室的白大衣。1914 年，访美归来的英国医师普拉特（Harry Platt）一回国就明确敦促他的同事们穿用白大衣，以提醒患者和公众，医生代表着科学，从而赢得社

30

会地位。早在 1930 年，美国史学家施赖奥克（Richard Shryock）撰写过"医疗行业公共关系"的历史，其他人继续了他的工作。[10]

英雄人物

所以，历史学家可以写到医生或是写到过去某一种治疗者的不断演变的"形象"。这些材料暗含着医学史的一项主要功能：为当代各种治疗者树立榜样。喜欢也好，不喜欢也罢，伟大人物的肖像总在那里，而且可以被理解成英雄的叙事：不仅是古典时期的人物，也包括 18 世纪晚期为系统的病理解剖学奠定基础的莫尔干尼（Giovanni Morgagni）、护理学公认的创建者南丁格尔（Florence Nightingale）、为众多疾病找到细菌学基础做出重要贡献的科赫（Robert Koch）、19 世纪 90 年代确认蚊虫为疟疾传染媒介的罗斯（Ronald Ross）、发展了神经元学说的卡哈尔（Santiago Ramón y Cajal）、引入"蓝婴手术"的陶西格（Helen Taussig）、革新了脊髓灰质炎治疗的肯尼（Elizabeth Kenny）。名单无穷无尽。

1892 年，在巴斯德（Louis Pasteur）七十寿辰的庆祝会上，李斯特（Joseph Lister）做了主题发言，发言结束后巴斯德站起身来拥抱了他。在场的每一个人都知道这象征着什么：两个伟大的人物，克服重重阻力共同开创了医学理论和医学实践的新纪元。直至今日，西方和非西方绝大多数受过教育的人仍然记得这些英雄们。

男女英雄不消说也有种种弱点，历史学家也经常指出这些短处。比如说，许多过分成功的重要人物会表现出自我推销的倾向。有些人，不管他成就多么不凡，对病人是粗野的，对同事和学生毫不容情。有一位在巴黎的年轻美国医生，他极其仰慕迪皮特朗（Guillaume Dupuytren）在外科病理学方面的工作和教学成就，但他在 1833 年还是不满地写道："假若他的命令没有立即得到执行，他想都不想就会打他的病人，或者用最苛刻的话训斥他。他诊病时候特别喜欢做的一件事是发现病人头部有问题的时候捉着病人的鼻子当把手。"

　　但是在寻找正面榜样的时候，医学史研究者却可以把关注点集中在某位或许有研究价值的治疗者的某些贡献上。一名理想的医生尤其能体现深邃的智慧，外加女性的或男性的或全人类共有的，关于关爱、关于学习、关于领袖、关于无私胸怀所抱有的理想，它们不仅激励着医生和准备以医学为毕生事业的学生，也激励着所有被医学的光明一面感动的人们。

注释

〔1〕 Raymond Prince, "Indigenous Yoruba Psychiatry, " in *Magic, Faith, and Healing: Studies in Primitive Psychiatry Today,* ed. Ari Kiev (New York: Free Press of Glencoe, 1964), pp. 94-95.

〔2〕 Owsei Temkin, *The Double Face of Janus and Other Essays in the History of Medicine* (Baltimore: Johns Hopkins University Press, 1977), pp. 41-43.

〔3〕 Heinrich von Staden, unpublished public lecture materials.

〔4〕 Vern L. Bullough, *The Development of Medicine as a Profession: The Contribution of the Medieval University to Modern Medicine* (Basel: S. Karger, 1966).

〔5〕 Based on Ernest Greenwood, "Attributes of a Profession, "*Social Work,* 2 (1957), pp.45-55; John C. Burnham, *How the Idea of Profession Changed the Writing of Medical History* (London: Wellcome Institute for the History of Medicine, 1998), pp. 78-80.

〔6〕 Robert Jütte, "Introduction, " in *Historical Aspects of Un-conventional Medicine: Approaches, Concepts, Case Studies*, eds. Robert Jütte, Motzi Eklöf, and Marie C. Nelson (Sheffield:European Association for the History of Medicine and Health Publications, 2001), p. 4.

〔7〕 P. Laín Entralgo, *Doctor and Patient*, trans. Frances Partridge (New York: McGraw-Hill, 1969).

〔8〕 Michael MacDonald, *Mystical Bedlam: Madness, Anxiety, and Healing in Seventeenth-Century England* (Cambridge:Cambridge University Press, 1981).

〔9〕 Laurel Ulrich, *A Midwife's Tale: The Life of Martha Ballard, Based on Her Diary, 1785-1812*(New York: Alfred A. Knopf, 1990).

〔10〕 Richard H. Shryock, "Public Relations of the Medical Profession in Great Britain and the United States: 1600-1870, "*Annals of Medical History*, n.s. 2 (1930), pp.308-339.

第二幕 病 人

治疗者的一场戏落了幕，第二幕戏又开场了。那些生病的人、康
复的人、最终与世长辞的人，他们曾遇到些什么事情？还有那些活得
虽长却一直病痛缠身的人，他们遇到了什么？后者尤其受到正在与日
益老龄化的人口打交道的当代史学家关注。

患病的人

不消说，治疗者治疗的是病人。但随着医学化的不断推进，何
谓病人成了一个问题。一些历史学家尝试采用社会学家对疾病和病
痛的划分方法：在一个人身上，观察者能检测出来的，尤其医生能
检测出来的就是疾病（disease），一个人自己的知觉和感受称作病痛
（illness）。

历史学家事实上一方面利用病人记述的材料，另一方面也利用
目击者对这些人的疾病进程及其反应的报告。目击者当然以医生为
多。不管材料是什么来源，在病中挣扎的一个个人物的生活故事自
身就包含潜在的戏剧性。将大量患者的故事集中在一起，便组成了
壮观的戏剧场面，就像大疫流行或者许多人蒙受着同一桩灾祸时的

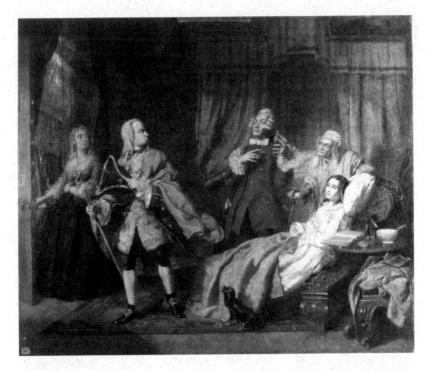

一位病人正在医生之间做出自己的"消费者选择",她拒绝了英国医师戈德史密斯
(Oliver Goldsmith, 1728—1774, 恰巧也是一位著名的文学人物),而选择了药贩的
治疗。

引自:托马斯·霍尔的一幅油画,收藏于 Wellcome Library,伦敦。维尔康信托基金医
学图片图书馆惠允复制。

记载一样。

　　20 世纪中期以前，构成医学史核心史料来源的是医生的记载。但从那时开始起，历史学家越来越频繁地发掘病人自己讲述的故事以及非医师的治疗者提供的佐证。病人的说法不仅丰富了医学史的叙事，而且对于反映众生百相的"自下而上"的叙事是至关重要的。

　　历史上的大多数时期都给我们留下了各种人叙说他们的不适与病痛的丰富史料。人们留下日记和日志、自传和通信。有些病人即使在没病没灾的时候也详细记下每种刺痛和恐惧。近代早期著名科学家胡克（Robert Hooke）1673 年 11 月 22 日在日记中写道："整晚睡得很少，可能要怪火炉的热气，一半也怪那咖啡，我担心它的粉末正铺在我胃里，对我十分有害……头一回开始不喝药啤酒了，改喝普通的淡啤酒——上帝助我成功。"1676 年 5 月 6 日他又写道："不舒服极了。鼻子溃疡。胃难受。强心酒让我感觉更糟。用鲸骨帮忙稍许吐了一些。"但所有这些时间里胡克照旧活动。佩皮斯（Samuel Pepys）那部著名的写于 17 世纪的日记告诉我们，他 10 年工夫里前前后后感冒了 102 次。

　　患病者的证词还经常包含与治疗者打交道的生动记载，还有每种疗法的效果，具体到每一服药如何影响疾病进程或病人总的健康状况。实际上有些日志或信函简直就是一篇流水账，逐日记录各种苦楚以及各种"验方"概莫能外的失败。诗人柯勒律治（Samuel Coleridge）1813 年在一封信里写到他用烈性泻药自我治疗的遭遇：

我派人去买 5 谷的甘汞和 15 谷的药喇叭 ①——我不由得怀疑，称量前一种药的时候有某种粗心大意在内，送来的药分量大得多。第二天一整天……我一阵恶心一阵肚子痛，厉害的程度我以前从没想到过——那种痛，以及更糟糕的，我的头被强烈绞痛害得昏沉麻木的状态，吓坏了我：直到昨天我的胃里还是什么都存不住，直到昨天晚上。今天我已经好多了，可仍然不能坐到晚餐桌上。

有意思的是，习惯上是由病人做出一套合理的叙述来解释出了什么事。首先某种事情发生，然后生病了。康复的过程可以作为叙事的另一章接下来讲。事件的序列通常暗示前一件事是后一件的原因。正如有学者指出的，这种叙述病况的习惯最终反映了医学文献——医学化的一个方面——所包括的为人熟知的病历（或许也受到病历模式的启发）。当患者的思想和感情也容纳在内的时候，病案就带上了文学色彩（因其"局内人"的立场可归类为传记）。不过这种"局内"的记载有时也会过于褊狭，对历史学家未必能有什么帮助。

在以医为业者的历史中作用如此突出的传记资料，在病人的历史中却没有被同样频繁地使用，只有几份有关精神病患者的很不寻常的记载属于例外。要成为传记作品的主人公，一个人仅仅患病是不够的，必须还要满足一些别的条件。国王、将军、总统、圣徒、艺术家和作家们的病痛之所以让人感兴趣，是因为患者的其他品质。有些

---

① 谷，英美最小重量单位，常衡及药衡的 1 谷 = 64.8 毫克。甘汞及药喇叭为 19 世纪西医常用泻药。——译者注

人，例如脊髓灰质炎的牺牲品罗斯福（Franklin Roosevelt）总统之所以符合要求，是因为他英勇地战胜了残疾。但若只是没完没了地对凄惨和病痛进行形容，那就没有多少人愿意听下去了。描写"瘙痒"① 也是一样，公共卫生运动开展前，绝大多数不注意清洁的人都有这个毛病。自昔迄今，照拂者的传记和自传总是比被照拂者的传记和自传多得多。

另外，正如史学家迪格比（Anne Digby）注意到的，病人的记述除支离破碎之外还会带来别的问题："记录普通人对病患的感知和经验的材料汗牛充栋。但是覆盖不同社会群体的程度并不相等，致使社会层级的顶层和底层受到了比中层群体多得多的关注。"[1]

大多数最著名的对于健康和不适的记载，例如有关约翰逊博士（Dr Johnson）② 及其亲友的记录，都来自社会中的贵族和识字阶层。我们知道路易十四躯体征候的每一个细节。他的御医的日志延续了多年，不仅记录他的每一项症状和体征，而且逐一记下为了让他的消化道加速工作而进行的两千次以上的用药和治疗——同时还对相应的大肠运动做了详细用心的列表和描述。同样地，关于领受慈善救济的人或在机构记录里出现的人也有很多材料。所有这些材料都很丰富，有时还极富色彩。但若想弄清任一案例或任一系列的案例究竟有多典型或者多重要，学者之间向来众口争讼。

每个病人或每群病人真正经历着什么，是医学史家处理的又一

36

---

① 疥癣的俗称。——译者注

② Samuel Johnson（1709—1784），英国批评家、传记家、散文家、诗人、辞典编纂家，被认为是18世纪社会文化生活中最伟大的人物之一。——译者注

个问题。在给病人下诊断的传统仪式中，医生们早就在体征和症状之间做出了区分，这个区分有些类似于疾病和病痛之间的区别。体征是可观察的——潮红的面孔、微弱的脉息、惊厥、消瘦。症状是病人的感觉和报告，例如疼痛、恶心、眩晕等。对于婴儿，主要的诊断显然基于体征，只有稍大一点的孩子才会说出一些症状——他们的亲身经验。至于说到病痛初起和后来的过程——对诊断帮助良多的"病史"，那就既可以来自病人也可以来自家属或朋友。

问题在于许多病既不是界限分明的也不是前后一致的。正如医学史家指出的，很多世代以来，西方人都把手淫当作一种病，通过嘲讽这件事及嘲讽各种性功能和性的异常功能如何遭到医学化，历史学家找到的消遣着实不少。在很长的时间里，"发热"一直是疾病。后来它变成了症状。再举另外一个不同类型的例子，这是人类学家在美洲土著帕帕葛人（Papago）的一个群体里发现的，那里肥胖被看作正常情况，家长会把孩子带到诊所看"病"，而那孩子在世界上绝大多数其他地方都会被看作一个健康苗条的孩子。简而言之，个人和社会的认知及主观感受都可以决定一个人是否属于病人。

37

病人角色

很长时间以来，历史学家和社会科学家说明了病痛可能具有社会因素。而每个人都知道"生病"是人生一大烦恼和重大的经历。如莫里哀（Molière）在 1659 年让他笔下那位混账的江湖医生说道："希波克拉底教导我们，盖仑无可辩驳地证明给我们，如果一个人生了病，那他就是不健康。"

1951 年，社会学家帕森斯（Talcott Parsons）迈出了重要的一步，澄清当一名病人究竟意味着什么。医学史家后来一直借鉴帕森斯的论点和其后对他的批评来理解发生在过往和 20 世纪中期及以后的事情。帕森斯所做的是描述了"病人角色"。他写道，文化提供了这一角色，而文化力量指引"病人"与治疗者建立一定的关系，目的是摆脱病人角色。[2]

在帕森斯的公式里，生病就是偏离社会。自觉偏离社会的人，或者说有意破坏文化准则的人，是一些罪犯。但不自觉地偏离社会的人采取的是病人角色。两种情况下都有社会力量起作用，以使偏离者通过矫正或治愈的途径重新整合到社会中来。（当然社会力量也改变病症的地位。酗酒或同性恋可以是医学问题，而在另一历史时期又被去医学化，归入生活方式的个人选择之类。）

病人角色有四个方面。第一，该人的正常责任得到豁免。第二，人们不认为该人对患病负有责任，也不认为他 / 她可以仅凭个人意愿而康复。第三，该人必须把患病看作不可取的状态，并应有康复的愿望。第四，该人有义务配合"起治疗作用者"以变得不再偏离。

历史学家、人类学家和社会学家立刻都从病人角色的想法中发现了问题——与此同时也发现病人角色的普遍概念在理解任一社会中病人意味着什么的时候是那么的有用。偏离的人——包括病人——威胁到社会的稳定，因为此人不扮演社会分派给他 / 她的适当角色。

病人太多可能威胁到社会的整体结构（要是想不到美洲土著人的社会如何被 1492 年后探险家和殖民者带给他们的新病摧毁，至少我们立刻会想到 21 世纪开始时 HIV/ 艾滋病如何给非洲部分地区带来社会功能崩溃的威胁）。

38

一些从躯体上偏离的人，如白化病患者，可以被规定为社会图腾（我已指出过，古典时期癫痫被看作圣病）——但他们依然遭受隔离。许多社群中的人也经常拒绝供养那些无须履行常人责任的人。而且当诸神以疾病降罚于某人的时候，应不应当加以干预？这一问题在 18 世纪早期天花人痘接种引入西方的时候曾有人提出。

然而，文化中的个人究竟要对文化服从到什么程度呢？这是人类永恒的问题。正如研究残疾的学者所指出的，患有躯体"残障"的人，如丧失肢体的人，可能会被贴上"病人"的标签而在社会中遭受边缘化。有些学者特别把重新整合病人的过程看作维持社会秩序之途。也有学者举出长长一串例子说明政府会把不服从的敌对者宣布为有"病"——曾几何时，苏联公开发言的持不同政见者和美国的嬉皮士就是这种遭遇。20 世纪 30 年代，巴西有关当局动用了医务人员和医疗设施，用"治疗"的方法向非裔巴西人的一个有精灵附体内容的教派开战。

从偏离社会的病人角色的角度看待健康和治疗，让很多学者得以批评治疗病人的努力。他们注意到医学化不一定总是好事，更谈不上势所必行。矫正儿童的左撇子——西方部分地区很多世代以来视为偏离正常的不可取的状态——提供了很有教益的例证。另一个即使在学者中间也注定挑起热烈讨论的例子是有医学根据支持的各种形式的包皮环切术。另外，历史学家还会指出兜售赚钱药品的商贩们，从早年的江湖游医到当代的制药大企业，肯定都有兴趣看到更多的人被贴上病人标签。比如，向女人们兜售包治各种"妇女毛病"的灵丹妙药的商贩兴趣就会很大，而那些妇女毛病过去和现在既可能是，也可能不是一种病。

　　或者，通过假设职业化的专家是中立的，医学化的代表者可以推
行各种社会方案，无论是政治的还是道德的。历史上有无数的例子。
哪些药品应予控制或禁止？哪些性行为应予控制或禁止？乞讨是病
吗？除此之外，把一个人贴上病人标签还带来以医学的名义进行强力
技术干预的机会，例如用药、手术、基因改造，很多这种措施或许是
不可逆的。历史学家发现自己深陷在过往和今天的这些争议纷纷的观
点之间。

聚焦个人

　　病人角色首先允许社会改良行动以健康的名义聚焦在个人及其治
疗专家身上，如历史学家现在忙于指出的那样。20 世纪早期当病原菌
学说对公共卫生运动产生的影响达到巅峰时，结核病的问题经常不是
通过矫正滋长病原菌的物质条件和社会条件来解决，而是通过隔离个
体的病人（以防止传染）并治疗之。对性传播疾病进行遏制的运动经
常遵循同一模式，追踪特定的感染源，设法治疗并隔离每一感染者，
而不是从根本上改变行为方式和社会状况。工业行业中，当工人患上
硅肺或金属粉尘中毒或其他什么职业病的时候，处理方法是解雇这个
人，而不是改善工作条件。

　　所以说，容易看出历史学家现在有了很多的机会，说明把一个人　40
指派为病人角色并把一切问题变成个人问题而不是社会问题，体现了
医学化有其高度保守的一面，因为当社会问题转化成个人身上有待治
愈的疾病的时候，便不再需要任何社会变革。唯一剩下的问题便是如
何给每一个职业治疗者付账了，这一点历史学家也已指出。

与此同时，病人角色容许另一种文化潮流长久地兴盛，那就是以治疗行救助的慈善动机，在前文讲述治疗者的一章中业已提到。若干学者很惹起了同行的义愤，因为他们说治愈病人的真诚、温暖、人道主义的冲动，无非是有意无意地剥夺了另外一些人的收入而已。其他一些历史学家著文探讨了慈善冲动本身，以及善良的人们有哪些方式可以帮助那些不愿被当作病人的人。人类的智慧告诉我们，确实有人喜欢生病，但也有人不喜欢。

主动或被动地充当病人角色的人显然已经不能与他身处的文化协调一致了。但成为偏离者也有其他的方式，并不限于社会功能。如果一个人想在上帝或诸神面前改过自新怎么办？在 18 世纪的印度，天花有它自己的神祇，在北印度她的名字叫作湿陀罗（Sitala）。由"刻记号者"施行的天花人痘接种算是对于这位女神的崇拜或供献。

确实，在医学的大部分历史中，人们总是假设超自然的力量导致了身体的麻烦，通常是作为对于触犯禁忌的惩罚或对于其他类型的个人罪过或集体罪过的惩罚。历史学家费了很大的力气，试图理解不同时期的人在什么意义上相信上帝降下瘟疫或个人的疾病作为惩罚。这些虔信的人们常常把医疗与道德相联系，或把道德与医疗相联系。在《圣经·旧约》中，上帝反复用疫病、饥荒和战争惩罚成群的人。约伯（Job）罹患过许多痛苦的病症。《诗篇》（*Psalm*）第 38 篇具体说出"因我的罪过，我的骨头也不安宁"。[1] 当病痛提醒一个人想到他的过失的

---

[1] 书中原文为 There is no health in my whole frame because of my sin。此处《圣经》各英文本亦间有异文，中文翻译据《圣经——串珠·注释本》，中国神学研究院编，南京：中国基督教协会，1995 年，1097 页。——译者注

时候，不用说，康复的希望让他想到了得救。

事实上历史学家近来对于从多个社会中探索宗教与医学之间的 41
关系产生了很大的兴趣。基督教或印度教或神道教曾否在哪个阶段
与医学相容？该种宗教与医学有多少共同之处，张力和冲突又发展
到什么程度？或者，举个著名的例子，循道宗的创始人卫斯理（John
Wesley）^① 写作的那本向普通人劝导医学知识的通俗读物是损害了他的
宗教使命呢，还是促成了它？

在医学史上更核心的一幕戏剧是无论社会环境如何，都必须与自
然界讲和的病人们。这里跟宗教的情形可能是一回事。不管怎么说，
在正统的神学里，自然界代表了全能者的意志。金（Lester King）写
到盖仑医学的传统时说："'顺其自然'意味着既流行又称心合意。'反
自然'则是既不正常又不可取。'自然的'暗示着万事万物应当遵从
的标准。"金引述 17 世纪的森纳特（Daniel Sennert）的话，那些话真
好似后世社会学家的用语一样："所有人，当他们在身体各部分的帮
助下能够不受损害（vitio）、不受限制地行使顺从自然且为生活所必需
的功能的时候，便认为自己是健康的……不能执行这些活动或至少是
不能无损地执行这些活动的人，便被认为不健康。"

历史学家迄今已辨认出，对于以这种那种方式背离了自然的病人

---

① 约翰·卫斯理（1703—1791），出生于英国林肯郡，是基督新教重要派别循道宗
（又译为卫理宗或卫斯理宗，Methodism）的创始人，他有感于当时英国人口剧增的社会
背景下劳苦大众缺医少药的状况，1745 年匿名出版小册子《贫者药方集》。该书后更名为
《简易医学》（*Primitive Physic: An Easy and Natural Method of Curing Most Diseases*），并以
此名称多次再版，流传极为广泛。书中根据体液论的医学理论，推荐了发热、催吐、放
血等疗法，并介绍各种廉价易得的药料。——译者注

之问题所在，人们的理解有一项重大的改变。19 世纪早期绝大多数的医学专家和健康专家始终假设疾病是一种不自然的状态。医生努力把病人挽回到与自然的和谐中来。到 19 世纪晚期，尤其是技术手段如体温计和血压计引入以后，专家们便把病痛的概念理解为不正常——偏离正常值的状态。疾病变成了一个人的身体状态，而不再是一个独立的实体。而且医史学家也开始卷入两方之间的对峙，一方相信不正常是一种特定疾病，另一方相信不正常只是钟形分布曲线上——20 世纪初期对身高和智商的测量让这条曲线印入了一般人的脑海——偏离平均值的数值罢了。

42

19 世纪晚期的自然—正常—偏离之争中，有一个主题吸引了历史学家的注意，这就是退化的概念。退化是一个遗传过程，典型表现为代代相传而愈发严重。一般认为退化者逆转了进化的过程，但也可能单纯体现着或凸显了人类的疾苦。患有癫痫或精神疾病或许多其他躯体疾病的人可以被归类为生物学上的退化。表现出偏离行为的人（特别是酒精中毒患者）也是这样。不仅如此，整个“种族”的人会给他们眼中的“他者”赋予生物学的含义。退化概念的根源和它受到渲染的种种方式，特别是在精神疾病的情况下，构成了历史研究中一片出奇富饶的园地。

从 19 世纪的“退化”问题中浮现的一场争议，在 21 世纪破晓时再度涌起回声：退化问题提出前后，风靡一时的遗传疾病或曰体质疾病的概念。当疾病实体的概念还很模糊的时候，人们说他们对各种病痛具有特定体质或特定的易感性。病痛出现是因为一个人的体质（“体质虚弱”或甚至“体质失衡”）。但并非永远如此。所以个体的易感性和免疫力的提法弱化成为倾向性。但与此同时，虚弱性或曰易损的性质却化作个体自身的一部分。

科学家采纳了以遗传性状不变为基本假设的孟德尔遗传理论之后，从 1900 年开始，一种疾病便有了变成一种遗传"性状"的可能。研究者们立即识别出一些遵循孟德尔遗传规律的具体疾病，其中最著名的是亨廷顿病（一种退行性脑部病变）。然后，从 1959 年开始的数十年里，可靠的证据说明某些智力迟钝、镰状细胞贫血、囊性纤维化以及其他一些疾病，背后都有染色体构型的原因。这下历史学家们可忙活了一阵，不仅想弄清过去的人们以哪些不同的方式认识病痛，而且要弄清他们如何认识一个具体个人的病痛和易感性。近年来，一种倾向认为一个人或许只是这种或那种疾病风险下的"危险人群"（population at risk）中的一分子。社会必要性和个人认知之间的对峙尤为尖锐，前者是这样一种看法，即疾病可能是人群所具备的一种性质，后者从概念上说一般指对于个人身体的认知。专攻政治-道德问题的历史学家处理这一类的史料是拿手好戏，我在下文将联系社会伦理再次提到这一点。

43

身体自我（physical self）

理解一事物有个重要途径，即认识到它不是什么。理解一个人的病态亦然。在一个传统的公式里，盖仑提出健康和疾病是相反的二事，因此如果能确定其中之一，另一端也就明白了。所以，要论述病人的经历，历史学家必须提出任一特定历史环境中所谓的健康人是什么意思。

有关病人的概念多数比较直接地指涉该人以何种方式偏离他／她

的自然本我（natural self）。或是他／她如何偏离自我的某种理想类型。历史学家主要从两个方向追踪偏离自我的概念。首先历史学家探讨身体自我如何成为比较的基点，人们如何在这个意义上看待他们的身体自我，以致他们能把患病理解为身体自我行使功能的方式异于平常的状态（如上文引述过的森纳特所说）。其次，学者们多方追踪"身体"的概念直至健康和病痛的许多侧面。有关自我如何才是自然和正常（相对于获得病人角色而言）的这些概念，它们中的每一个都吸引了许多学者，并引导着他们不断地深入。霍格尔（Linda Hogle）曾写道："身体是社会科学中历久弥新的研究对象。但有关身体与自我和社会之间关系的理论走到了两个极端，不是把它看作无问题可言的抽离背景的生物学现象，便是把身体简化到几乎只剩下语言和表象。"[4]

关于健康的身体，有一组概念直接来源于医学文章中推行的概念。的确常在变化中的描写身体机能的医学模型，其中每一个所产生的吸引力，在西方自古至今都充任了社会医学化的强大动力，同样的情况对于世界上的其他医学传统一样成立。医生们以及和他们联手的生物医学家们的所思所想，即使概念本身出现变化——文化便在这时协助塑造医学的思维，余音仍会在每个社会中回荡。哪怕是像解剖学这样看起来直截了当的事情，仍然深受不同时代和不同地域的宗教观念影响。

西方世界存在时间最长的——从古希腊直到将近19世纪——最主要的模型，是四体液的模型。当血液、黑胆汁、黄胆汁和粘液在人体内达到平衡时，这个人就是健康的。希波克拉底观察到，"在我看来……必须了解人类的哪些疾病起自作用力，哪些起自结构……我所说的作用力是指各种体液的浓度和强度，结构是指身体的构造"。

　　体液论思想中包含的观念是，内在的稳态或者说平衡构成了健康。任何一种体液过多或过少便构成病态。学者们一直在考察四种体液及它们的各种偏离形式，每次都能发现一些新的方面。近来研究中世纪的学者们对"多血质"——四体液中的血液过多——的一般概念是如何产生的，以及多血质为何需要放血治疗特别感兴趣。

　　理性时代诞生了关于身体的许多观念，不单涉及病理的功能，也涉及健康的功能。胃是一口化学坩埚呢，还是一架研磨的机器？神经系统的物质基础是什么？对健康功能的偏离——无论这功能究竟为何——将在个体身上设定患病的状态、病人的角色。学者们付出了很大的努力，想要重建近代早期之前、之间和之后关于人类身体的理论话语和技术话语，不仅是专业的说法，也包括大众的说法。他们已经发现，比如说随着 18 世纪的研究者把疾病定位在局部的点上（病理解剖学），对于医学思想家来说健康功能的基础也更像是具备器质性和局限于身体一部。呼吸显然需要肺起作用。

系统与器官

45

　　受过教育的人最终开始相当泛泛地谈论每个人体内运行着的"系统"。从这里，历史学家们再次发掘出这一概念的各种版本，既有专业的也有大众的。到 19 世纪初，系统建立在器官的概念上，每个器官满足某种目的。不用说，对于不同的思想家和每个不同的人来说，由哪些器官构成组合可能也是有变化的。学者们也曾努力理解昔年思想家的器官 - 系统目的论（亦即每一物的目的或用途何在——对这问题的一个讽刺答案是解释为什么全能的上帝给了我们鼻子：显然是为了让我们架眼镜）。许多 19 世纪早期的思想家采纳了颅相学家的思路，后者相信脑中存在着决定不同性格特点的器官，比如"好色"。他们甚至找到了司谋杀的器官所在。但是关于一个普遍性的、依照上帝或自然规定的方式运转不休的系统的想法，始终与从器官角度出发的想法并行不悖。法国神经学家沙尔科（J. M. Charcot）在 1868 年告诫他的学生："症状……事实上不是别的，就是患病的器官发出的喊声。"历史学家可以指出，即使今天我们也能不仅谈论肾脏或心脏，而且谈论神经系统或谈论胃肠系统的紊乱。

19 世纪间，西方发生了两件事情。第一件是医生们开始针对一个器官或一个系统的紊乱分化成专科。甚至在大众水平上，典型的专利药物也把特定的器官或系统作为靶子，如同桑福德（Sanford）公司的"生肝饮"或芬特（Fendt）公司的"支气管雪茄"那样。

第二件事情是，机械化的新时代给人们提供了思考自己身体的另外一些类型的元素。身体可以是一具蒸汽机，在普及读物里，人们敦促孩子们好好吃饭，就像把煤铲进蒸汽发动机里面好让它烧掉燃料制造能量一样。神经系统先是被说成电报系统，后来又成了有中心交换台的电话系统：感觉信息输入，运动反应输出，导致四肢或其他部位移动。学者们仍在指出当人们对这种隐喻过分当真时造成的后果（实际上神经冲动的行为方式并不总是像电子通讯那样）。

19 世纪末，有关躯体过程和疾病过程的知识积累得越来越多，因此另一种身体模型开始成形。首先，研究者发现身体和身体存在差异。有些人的身体携带着危险的微生物，但从不产生危险的反应。另一些人的身体会发展出意料之中的疾病，而成为显然的临床"病例"。

然后人们又开始注意身体的一个个单独的元素，不仅是与细菌作战的细胞，而且还有各种复杂的化学物质，到最后，尤其是到了人们在 20 世纪末对艾滋病有了认识之后，关注点又多了"免疫系统"。免疫系统能够对"外来"的入侵者和入侵物质发生反应。在免疫系统战胜病原菌和化学物质的情况下，它维持了健康。可是，免疫反应也可能导致疾病。"变态反应"①这一术语 1906 年进入了医学词汇。

终于，我们不再谈论健康的身体，转而谈论健康的免疫系统了。早在 20 世纪 90 年代，人类学家马丁（Emily Martin）就在引述一名年轻的男住院医说他的"免疫系统特'牛'"[5]的时候，发觉"免疫大男子主义"的存在。这个人表达的是医学化的想法，但显然他的想法深受以病患、贫穷和虚弱为耻的那种文化的影响——正好像在更早的年代，人们相信生殖器官在妇女的身体中占据主导，使得她们消极被动和感情用事。

到了 20 世纪早期，人体观已经极其复杂，但如历史学家指出，在技术性的西方生理学中和在大众思维里，平衡或曰内环境稳定的概念始终存在。这个时期的一个新元素是所谓的缺乏性疾病。假如健康必需的某种物质缺少了会怎样？内分泌产物（包括甲状腺分泌物和胰岛素）的不足或新发现的维生素的不足会把一个人很容易地推到病人角色中。过剩的问题也是如此——例如胃酸或肾上腺分泌物的过剩。

从身体的技术观及其大众化形式中已经收获良多的学者们，刚刚才开始探索 20 世纪晚期出现的新思维。对这些思想之来源的探索还

---

① 即过敏。——译者注

在继续。20世纪70年代，许多生物医学思想家对于环境特加强调——人们认为水和空气和其他的环境力量对于始终在适应环境的人体具有决定性的影响。然而，从前希波克拉底的想法也是同样的。再往后，随着基因工程激起了梦想，随着对个体易感性的关注不断高涨，先前的所有概念都可以解读为存在于特定的组合中，所以每个人的身体都是与众不同的。

整整一代学者，其中多有历史学家，就是面对着上述这些材料开始撰述他们关于往昔身体观的著作的。医学总体上有一项久远的传统，即医生运用自己关于身体的知识来建立权威。医生有一项特殊资格，因为他们通过尸体解剖懂得了解剖学。早在14世纪，医学化已经达到相当高的程度，有知识的人已经把心看作实有之物，而不再把它看作隐喻或玄妙的象征。解剖学认识的传统和身体变为尸体的死亡过程中医生所担任的角色，帮助医生与"身体"建立了一种特殊关系，这是历史学家迄今探讨的一种充满意蕴甚至带有神秘色彩的关系。

"身体"的社会含义

但有些学者更进一步，断言身体不仅仅是物理实体。他们能够把这一思想直接追溯到17世纪时坚持说心和物分居于两界的笛卡儿（René Descartes）。这样，身体对现代人来说就有了不同于它在古代和中世纪的含义。20世纪中后期，福柯提出的身体可以是社会文化建构产物——事实上，是政治力量的对象和工具——的说法影响颇巨。他还进一步举例说明，国家怎样可以对个人的身体实施统治，地方机构怎样可以间接地影响和指挥一个人的自我以及自我居住其中的身体——哪怕表面上看来是那个人自己在控制着他／她的自我。

48

容易看出，这种每个人的身体独一无二的感觉，提醒了学者们注意过往的心／身观念通过什么方式导致个人和群体的误解、不公与歧视。在那些时代，个人身体的独特性让人们能够把人和人的身体按照不太得当的标准分类，比如"种族"、性别或泛泛一般地归为"他者"。所以，历史学家现在还在探讨治疗者、政治权威和文化权威在不同时期曾经怎样各费心机控制各类身体。仅就作为帝国主义一方面的"殖民化的身体"便产生了一整套的文献。

假如一个人的社会角色与其身体联系在一起，那么身体知识的专家仍然是那些医师，不管他们是人寿保险核查医生，还是解剖学、生理学和病理学知识的提供者。而且有学者指出，这些医学知识可以帮助社会政治当权者来控制他人的身体。典范的例子自然是女性身体在男性主宰的社会中如何受到控制。

女性主义理论家和妇女史的研究者们最终开始重新思考，社会性别以哪些方式在身体观中始终据有一席之地——这里的身体观，据这些学者指出，主要出自男性。妇女史研究者从而给医学史增加了一个新维度，同时也从其他迄今仍极具启发性和富于成果的源流汲取营养。一个人的身体应该是什么尺码？它应该怎样装饰，怎样穿戴——也就是说，身体应该以什么方式延伸？眼镜、助听器、手杖和轮椅难道不是身体的一部分吗？在另一层次上说，身体的内部结构是什么，哪里是它的边界？再有就是，它怎样行使功能？身体的姿势该怎样理解？

"身体"就这样带上了多种多样变化不定的意义。学者们正在

竭力开掘从中可以了解男人和女人怎样看待他们的身体——他们的
自我——的史料。19 世纪早期，顺势疗法创始人哈内曼（Samuel
Hahnemann）^① 的病人们寄送给他详尽得可怕的记载，讲述他们为何
担心自己的身体，并索取对症的药方。病人们会报告各种情绪以及普
遍存在的虚弱感。他们会想象自己的器官和体液中间发生的事情。有
一位连"鼻尖不适"都报告了的人在某日的记录中说："早饭前，胃
部有压力，像是里面搁着一块石头……身上几处蜇痛。咳嗽一次。身
侧发紧。肛门不适。感觉着了凉。两侧太阳穴疼。"丁格斯（Martin
Dinges）指出了这样的材料如何体现出过去历史上病人看待他们身体
的多种方式，以及他们就自己的身体与医生进行交流的多种方式。[6]
近代早期，病痛是个人的事、体内的事。从 19 世纪晚期开始，人们
开始能够感到标准的病菌侵入了自己身体。

　　当然，迄今为止不仅述及系统和身体，还能述及身体的具体部
分，例如足部或阴部的人，永远都是医生们。假如我们把（男）医生
从叙事（除了某些时候作为史料）中间移走，一种新的医学与健康史
便有可能浮现，而且的确浮现了。

　　而且，它是一份能够跨越分界线平滑移动的医学史。为了发掘人
们体验自己身体的历史，我们不仅要利用个人的记述，还要利用各种
材料来源，例如艺术或政治（17、18 世纪之交，社会评论家会提到"政
治体的溃疡"）。通过追踪健康和患病的身体，医学史家会发现他们

---

　　① 哈内曼（1755—1843），德国医生。18 世纪末创立"顺势治疗"的医学理论，中
心思想是"同类治疗同类"，即假如一种药物能引起与某疾病相似的症状，则以极小剂
量应用此种药物可治疗该病。顺势疗法在当时的殖民地美洲获得医学界广泛接受。——
译者注

被深深卷入其他许多史学领域，尤其是卷入了社会史。对"身体"进行计数吗？这进入了人口学领域。考察以身体为基础的社会分层吗？不仅侏儒和残疾者出现了，也出现了关于"种族"的全套观念，有时甚至出现了阶级。探讨人们以什么方式体验自己的身体吗？你会看到在1800年前后，有教养的人相信身体的外观和身体的行动都能展现一个人的灵魂。后来的历史学家很快发现自己忙于重建个人身体经验基础上的各种版本的社会无意识。

妇女史研究者在质问女性过往以什么方式体验自己的身体的时候尤其卓有成效。某一时期的人是否认为当时女人的自我应符合医生对她身体的描述？健康在多大程度上可与身体分开？这些问题也一样适用于男性，适用于所有的人。一条特别见成果的路径是疯癫的历史，疯癫既是相对于（身体）自我的异化，也是——后来发现——相对于社会的异化。

从病痛观与健康观的历史起步的一大批研究者就这样最终走到了自我观的历史（尽管这里的自我概念在非西方文化中未必有效）。当"身体"转换成"自我"和文化的"他者"，其他领域如文学领域的学者被最初属于医学史研究的题材吸引过来的时候，不断变化的普遍观念提供了一套叙事。关于人类身体的记载和关于与身体联系在一起的自我的记载几乎都是叙事，叙述一个人究竟是谁。"局内人"的故事绘声绘色，给人一种"经历过"的错觉。假如把时间因素——自我的"故事"——也加入进去，学者们便能够把关注点从关于自我的持久的一般事实移开去，移到每个人的个人感情上面。如此，有关病人人生的资料便有了健康、病痛和残疾方面的新意义。

这样的外推只能适用于病程很长因此在病痛之外还有其他内容的

病人，或适用于个人和社会对该病的反应，而不适用于在任何协商出来的社会角色都没有来得及发展之前就迅速致死或迅速好转的病症。病人角色是为迁延不愈或慢性的疾病设计的，而不是为急性疾病设计的。腹部突然发作绞痛、上吐下泻、高热谵妄、两天不到就一命呜呼的病人——其实为数不少的人类成员有过这种遭遇——没有时间把病痛娓娓道来，也没有时间"经历"病痛。

病人的自主性

当代社会科学家的各种理论和普通人疾病经验的自下而上的主观的历史，它们的背后隐藏着的是一个大题目：被迫接受了病人角色的人到底有多大的能动性（指一个人自己做出选择的能力）？事情似乎是病人从来不曾把身体完全地交托给医生。20世纪晚期的社会科学家发现，特别是在慢性疾病的情况下，病人角色的每一方面都需经受社会协商，因为病人不仅要和医生打交道，还需要和各类医疗机构如医院和术后治疗机构打交道，在这些机构里不单单是病人的社会地位，就连最基本的个人身份都可能成为大问题。病痛延续的时间越长，病人就越有可能将病人角色和它上演于其中的社会条件予以协商再协商。实在说，有史以来病人对付他们医疗保健体系的种种招数本身就够得上一出好戏了。

学者们对往昔的医师权力及医师所在机构，例如医院，加以介绍之后，现在已开始更深入地关注不同历史时期的具体案例中医患关系的发展过程。不消说历史学家发现了以前的病人在与治疗者和治疗机构打交道时始终保有独立性和能动性。18世纪，当英国巴斯城脾气暴躁的社会名流纳什（Richard Nash）① 的私人医生一次问他，有没有遵照医嘱服药，纳什大叫道："天哪，我要是真吃了药，我不如拧断我的脖子，我把它从窗户扔出去了。"

研究者们发现在旧日的岁月里，不管出身低微的病人还是受过良好教育的病人，均有种种方式行使他们的独立性。首先一点，他们可以选择不去就医。其次，他们还可以选择向不太正规的医生或江湖游医求治，再不然就采用民间偏方。林德曼（Mary Lindemann）曾发现一份 1767 年的记载，其中记录一位患痨病（肺结核）的病人在求医问药时先后咨询了一名当地的绞刑刽子手、一位资格完备的医师、一个邻村放牛的，最后投奔了别的镇上的医生。显然在他那个时代没人认为这种看病的次序有什么奇怪。那时的人，照林德曼的话说，都是"轻浮浪荡的求医者"。[7]

学者们也揭示了许多世纪以来的女病人如何时时利用她们传统的社会性别身份来操纵病人角色，借此行使各种方式的能动性。19世纪晚期女性的"神经衰弱"（nervous invalid）尤其激发了大量活跃的阐释。

为塑造并利用他们的病人角色积极贡献一份力量的普通人和被压迫群体又为我们的大场面增添了一幕幕戏中戏。恰在 20 世纪结束时，几条路径的汇合形成了历史学的一个新的大类——残疾史。其直接原

52

---

① 巴斯，英格兰西南部著名温泉疗养地，18 世纪随着医学中"水疗法"的兴盛而成为温泉浴和上流社会社交活动的重要场所。纳什（1674—1762）是当时著名的花花公子，1704—1762 年自命为巴斯城的"典仪官"，是推动该城成为社交胜地和促成该城慈善医院建立的关键人物之一。——译者注

因是经济发达国家从急性疾病向慢性疾病的显著转变。致命慢性病和非致命慢性病的患者都必须面对他们的社会角色是什么的问题。不少人拒绝接受大多数社会给未能恢复正常的人派定的死气沉沉的边缘角色。至少在有限范围里，永久患病的人把他们存留的能力和能动性发挥得光彩夺目。残疾一度是慈善救济的对象，中世纪以来尤其如此，而现在，同样的病况关联的却是"权利"。医师们与其他的社会代表人物——那些试图摆脱自己对于无法治疗的人和永久患病的人所负之责的人——由是发现了，久受认可的规则必须修改或更换，以适应一个新兴的社会压力大集团——残疾人和慢性病患者。

女性主义理论家和妇女史的研究者也没用多久就明白过来了，千百年来妇女在西方原来一直被当作没有能力全面参与社会生活的残疾人。使她们致残的就是她们的性别。（当然对于戴着其他标签特别是跟"种族"有关的标签的人来说也是同样。）既然过去在不同的社会中总是医师带头把女性描述成残疾并为此标签辩护，研究女性健康疾病史的一些学者已开始像上文说过的那样集中关注妇女患病的场景和女性对于医疗体制的抵抗。

历史学家发现，19 世纪和 20 世纪，越来越有效的医疗技术给病人平时维护自己能动性的斗争造成了一项重大改变。尤其是在 1846 年外科引入麻醉术以后，医生能够提供的服务越来越显得诱人，同时也越来越脱离了病人的控制。社会协商的条款变化后，病人的自主性在丧失——这一进程仍需要历史学家继续探讨。同样需要探讨的，还有西方某些社会群体给"掌控"自身健康所赋予的高度价值（甚至到立下"生命意愿书"[living will] 的地步）。

而围绕着病人具备能动性这件事究竟所指为何，另外的史学叙事又建立了起来。一些学者继续关注医患之间互动关系的细节，特别是在医疗仍相当个人化、治疗者的权威其实更多地来自其智慧和性格而不是来自科学根据的那些时代。追溯医学伦理学（当今非常活跃的领域，下文将再次提及）发展史的学者们注意到，在 20 世纪以前，医学伦理涉及双方的义务——既有患者对医师的责任，也有医师所受的约束。到了 20 世纪，医学伦理变成了对医务工作者行为的规定，目的是为了保护患者不在医疗保健体系中受到忽视或虐待。从 20 世纪 70 年代开始，这种关系带上了客户保障的色彩——"病人"也摇身一变成了"消费者"。

受当代消费文化史研究的刺激，把患者作为医疗保健产品和服务（尤其是医生"供应商"的服务）的消费者，研究其发展史，现在已形成一个完整的领域。消费者身份适用于任何年代和绝大多数文化中的患者。20 世纪晚期的历史学家不得不与很多病人的行动相较量，这些人对于现行的医学理论和疗法堪称信息灵通的消费者。但这段发展史同时也是那段传统悠久、引人入胜的健康观与病痛观之普及史的晚近章节的一部分，尤其是自我治疗和非处方药的历史的一部分。正如许多历史学家所揭示的，自我诊疗的花样可以极其丰富，从秘方药物的广告到"自己动手做"的医药手册，甚至还有一位 19 世纪作者写下的关于如何给自己腿部施行截肢的指南。

跟随着病人具有能动性并能做出消费者选择的主旋律，许多历史学家把医学史的领地拓宽到纳入了所有时期的医疗市场的各个方面（在如此之多的舆论引导者大肆称扬"市场力量"的时代，这倒不失为一个恰当的拓展）。自此以后，各种治疗小灾小病的家庭药方、商品药，各式各样"非正规"的江湖游医和开业医（如治疗者一章所述），

54

诸如此类的历史都进入了医学史的主流。

研究欧洲近代早期的史学家已经十分雀跃，因为他们能够重建当年向医疗服务消费者开放的种类多至不可思议的选择——其中包括由内科医师、外科医生、药剂师构成的旧有的等级体系。布罗克利斯（Laurence Brockliss）和琼斯（Colin Jones）利用 17 世纪晚期贵族塞维尼侯爵夫人（Madame de Sévigné）① 的例子，既说明一户人家之内精英治疗者与非精英治疗者的差距多么小，也说明塞维尼侯爵夫人作为消费者的精明。一名药剂师和一名内科医生赢得了她的信任，因为"当他们的药方不灵的时候，他们是最先批评它的人"[8]。

不仅如此，这种兴奋感也传到了研究发展中国家历史的人那里，在那些国家，"民间医药"对于界定文化实体和疾病实体特别重要。事实表明人们对这种或那种医疗方式的选择，或是同时对不止一种医疗方式的选择，都会在好几个层次上表现得很富戏剧性——尤其是过去人们在病中有时会故意忽视广受尊崇的习俗，忽视正规医药和西方医药，不管它们是以异国包装还是以本土医药的形式出现，那真得有些英雄气概才行。

总而言之，病人对他们病痛做出反应或不做反应的方式，提供了一种手段来衡量医学化随着时间不断消长的程度。在身体成为客体以后，西方人很容易把生育、死亡和整个的生命历程予以医学化。或者我们可以问，在任一文化中，病人如何利用他们能够接触到的替代医学呢？最要紧的是，作为消费者，他们怎样把他们的病人角色协商和

---

① 塞维尼侯爵夫人（1626—1696），法国女作家，以主要写给其女的多封风趣生动的书信闻名于当世，其书信集细致地展现了 17 世纪法国贵族的社会生活。——译者注

再协商？个人的答案和社会的答案提供了强有力的剧情，继续引动着医学史研究者们心生兴趣（且经常伴以义愤），也引动着许许多多的其他人。

注释

〔1〕 Anne Digby, "The Patient's View, " in *Western Medicine: An Illustrated History,* ed. Irvine Loudon (Oxford: Oxford University Press, 1997), p. 291.

〔2〕 Talcott Parsons, *The Social System*(Glencoe IL: Free Press, 1951), especially ch. X.

〔3〕 Lester S. King, *Medical Thinking: A Historical Preface*(Princeton NJ: Princeton University Press, 1982), p. 133.

〔4〕 Linda E.Hogle, *Recovering the Nation's Body: Cultural Memory, Medicine, and the Politics of Redemption*(New Brunswick NJ: Rutgers University Press, 1999), p. 3.

〔5〕 Emily Martin, *Flexible Bodies: Tracking Immunity in American Culture-From the Days of Polio to the Age of AIDS*(Boston: Beacon Press, 1994), p. 236.

〔6〕 Martin Dinges, "Men's Bodies 'Explained' on a Daily Basis in Letters from Patients to Samuel Hahnemann (1830-1835), " in *Patients in the History of Homeopathy,* ed. Martin Dinges (Sheffield: European Association for the History of Medicine and Health Publications, 2002), pp. 85-118.

〔7〕 Mary Lindemann, *Health and Healing in Eighteenth-Century Germany*(Baltimore: Johns Hopkins University Press, 1996).

〔8〕 Laurence Brockliss and Colin Jones, *The Medical World of Early Modern France*(Oxford: Clarendon Press, 1997), pp.293-295.

第三幕 疾 病

在医生和病人之外，患病过程中还有另一个因素——疾病。实际上，绝大多数人会把疾病放在首位。而且人类与疾病的斗争肯定足以敷演壮观的戏剧。此外，在概括自许多不同人的经历的医学思维中，每一种疾病都具备自己的身份，所以疾病史本身便能够自成一套戏文。某种特定的疾病怎么传给了人类？人们怎么对付它？

重大疾病是人类的重大问题，但看起来轻微的疾病也能给个人和社会造成严重的后果。日常抓搔的痒处可能感染。微量营养物质的缺乏、眼部的小感染，甚至于感冒（比如被一个歌剧演员患上）都可能造成严重的社会影响和个人的大失败。18 世纪晚期，法国外科医生拉雷(Dominique-Jean Larrey) 报告过大西洋风暴中发生的一次晕船事件："思想的官能和维持生命的器官都普遍经受痛苦，其改变到了如此程度，以至于那些人不再像病痛初临时那样畏惧死亡了，他们的痛苦太难忍了，他们盼望死，而且如我所见的，试图结束自己的生命。"

疾病是什么？

当历史学家一路探究疾病这幕戏的方方面面的时候，他们遇到了

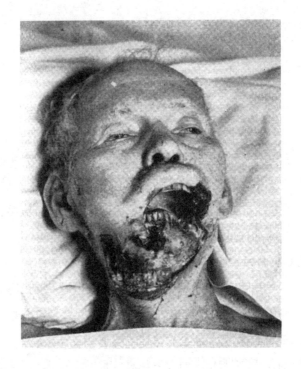

一个因吸烟引发颌癌的病人。这张照片摄于 20 世纪早期，正当工业化国家的癌症和心脏病等慢性病超过急性传染性疾病占据显著地位之时。

引自：John Harvey Kellogg, *Tobaccoism, Or, How Tobacco Kills* (1923)。

一个使医生、科学家、哲学家和其他学者困扰不已的问题：我们怎么知道一种病的存在，又怎么知道一种病的边界划在哪里？看法林林总总，从凭常识对一名患者进行的观察，到断言所有的疾病都是社会建构的、只存在于眼界有限的个人想象之中。历史学家们找到了一些例子说明这些困难。比如，脸上起皱纹在 20 世纪就可能是一种病，是需要受过高度训练的医务人员施行"整容"外科手术加以矫正的。从严格的社会角度看，这位患者需要被还原到他 / 她的据认为常态的社会条件——假设光滑的皮肤是常态。但许多人会争辩说皱纹不是一种病。或者，就算皱纹是一种病，那么一个人要长出多少皱纹才算生病了？疾病状态的存在有没有阈限值？

与此相反，死于痢疾或坏疽的人既表现出主观征象也表现出客观征象，似乎没有什么道理否认他们曾受到病痛的袭击，而且其他有类似经历并表现出类似征象的人看来遇到的也多半是相同的麻烦。有些历史学家写到了具体的疾病（在病人身上）和非具体的疾病（得到了命名的普适的社会经验，如"扁桃体炎"或"颅骨骨折"）。

罗森伯格（Charles Rosenberg）在一篇经典文章里说明，我们可以承认围绕着往昔人们界定的疾病实体所进行的那些社会协商和过滤，而无须否认或贬低疾病进程的身体实质。他提出，人们在各种各样的局面中"架构"疾病。很多学者沿着罗森伯格提出的隐喻或曰模型来研究不同社会在历史上如何为治疗者、病人以及其他文化合作者创造出各种病痛范畴。罗森伯格写道，疾病"既是生物学事件，同时也是一代人特有的反映医学知识史和医学建制史的语言建构物的藏品目录，也是公共政策的适用机会和公共政策立法的潜在可能，也是社会角色和内在个体认同的一个方面，是对文化价值的尊崇，也是医患

58

互动关系的一个构件"。他还说，"几代人类学家绞尽脑汁琢磨非西方文化中的疾病观，这不是偶然的；因为公认的病原［原因］在同一时刻包容和尊崇了一个社会将其世界条理化的基本方式"[1]。

仅仅通过提出不断变化的疾病定义问题，罗森伯格便说明了一个完整的史学研究纲领怎样铺排。架构疾病的概念涵盖了上至最广阔的社会问题，下至最基本的知识史和生物史的各种题材和取径。对罗森伯格观点的批评意见指出，它定义疾病时假设的物质属性太多而人的能动性不足。但在实践中，罗森伯格的公式给绝大多数史学家留下了空间。

以前有过违反常识和让医史学家深感困惑的奇特案例。一个这类的例子是绰号"伤寒玛丽"的玛丽·马伦（Mary Mallon）。她是19、20世纪之交纽约州的一名伤寒"带菌者"，每次当她躲开当局觅得一份厨师的工作，一场伤寒就会在她工作的地点爆发。她最终被扣留并永久隔离。正像历史学家赫德森（Robert Hudson）所问的那样：我们该拿玛丽·马伦怎么办呢？"她的胆囊充满了伤寒杆菌"，而马伦女士自己没有一点症状。[2] 她毫无生病的感觉，但对于公共卫生当局和受害者来说她确是带病的——而且很危险。

多数历史研究并不把重点放在踩线的事例和非比寻常的情况。我们通常可以追踪出某位观察者如何进行一组观察—— 一般是一位医师对有限数量的病例进行报告。如果另一位观察者也看到了这位观察者的所见，而且能够进一步将后来的类似病例联系到一起，那么一种疾病，至少是一种综合征，便进入了（医学的或普通人的，或兼而有之的）共同体的语汇。对这段建立一种可行的疾病实体概念并证实其存在的艰苦程途进行重建，形成了医学史中大量出色的篇章。而且如果

当年的论文作者遵守科学惯例的话，他们通常会给疾病增添另一个历
史维度，那就是用首次观察到一系列明显类似的病例的那位临床学家
的名字来命名该种疾病——如伯基特氏淋巴瘤、佩吉特氏病、皮克氏
病（有两个皮克，一位鉴定出一类水肿，另一位鉴定出一种脑部综合
征，两种病都叫作皮克氏病！）。[①] 可以查到整本的书籍专门收录以昔
年善于观察的临床医生名字命名的疾病。当然，我们也可构筑另外一
些疾病的历史，即以地名命名的疾病。除 16 世纪把梅毒称为法国病
或西班牙病之外，20 世纪有诸如墨累山谷（位于澳大利亚）脑炎和莱
姆（位于康涅狄格州）病。而洛盖赫里格病（即肌萎缩侧索硬化，一
种运动神经元病）实际上是以一位病人的名字命名的。马－约病根据
在其中发现该病病理特征的两个家族的姓氏命名，是一种小脑性共济
失调。

　　对综合征的发现、描述、定义的过程是疾病史的诸方面之一。更
广义地说，在一段较长的时期里，多个病人身上都出现一致的症状模
式，这原是医学一大部分历史的基础所在。17 世纪英国名不虚传的
医师西登汉姆（Thomas Sydenham）[②] 曾言简意赅地说："自然界，它
在造出疾病的时候可是既一致又连贯，那种程度是让同一个疾病在不

---

　　① 伯基特（Denis Parsons Burkitt，1911—1993），爱尔兰外科医师；佩吉特（Sir
James Paget，1814—1899），英国外科医师，佩吉特氏病一般指乳腺输卵管癌；两位皮克
一为 Ludwig Pick（1868—1835），德国医师，发现鞘脂贮积症；一为 Arnold Pick（1851—
1924），捷克斯洛伐克精神病学家，发现局限性脑萎缩。——译者注
　　② 西登汉姆（1624—1689），著名英国内科医生，"临床学派"的领军人物。他摒
弃时髦的医学理论，呼吁医生回到病人床边，以实践为本，做临床观察，记录病史、典
型症状和病程。在医学界有"英国的希波克拉底"之誉。——译者注

同人身上表现出的症状都大体相同的，你在苏格拉底患病时看到的现象，傻瓜生起病来也一模一样地出现。"

定义的重定义

如医学史家所指出的，认识任何疾病都有多种方式。文化差异始终令人目眩神迷。在一种文化中，体育运动之后的腰酸背痛可能是出问题的征兆。在另一种文化里，同样的腰酸背痛只是表明一个健康人干活儿干得太猛了。在日本，人们一般不太可能因为"热性潮红"而去找医生；而在西方这就有可能，因为到19世纪晚期时绝经已经被医学化而成为一种疾病。而且，显然由同一种疾病引起的症状会因时因地表现出显著的不同。在非洲的一些人群中，某一型血吸虫病通常引起的主诉症状是腹痛，但若欧洲人罹患当时据信是同一种病原生物体引起的疾病，其典型症状却常常集中在倦怠无力。在20世纪中期精神疾病的例子里，某些文化中的患者会听到有声音用第二人称向他们说话，而发达国家的患者却常听到说话的声音使用第三人称。再举一例，在西方属于情绪疾病的病如焦虑和抑郁，在亚洲文化中引起的经验却是器质性的，比如消化功能紊乱和心悸。

再引一个另外类型的例子，西方人叫作霍乱的病可以是一个被命名的实体——"霍乱"；但它也可以像有些文化称呼它的那样，是一种上吐下泻病，这是根据病人的体验而来。或者在其他的时代和地方，它可以被描述为一组症状，而并无一个名称来进一步界定之。每种情况下这一疾病的历史都是一个人类问题的化身，这一问题是具有普遍性的，或有可能成为普遍的，但这疾病所取的名字会令它在患者的社会环境中每次处在略微相异的地位。

历史学家也描述了特定的文化和特定技术怎样改变各种环境中人们定义他们眼中病痛的方式。标尺的读数，例如尿中的糖含量，是最明显的例子。显微镜下的涂片是另一例。最出名的例子也许是确定病人到底什么时候算是中了某种物质的毒——这是与仅仅负载正常含量的毒物相对而言的。19 世纪晚期，是实验室检验结果而不是客观症状或病人的不适程度决定一个人有没有表现出重金属、有机磷或其他化学物质的毒性效应。技术怎样在临床判断面前大获全胜（或者竟无功而返！），带出了一系列的历史记载。近期的进展带来了更多的问题。历史学家们正在尝试写一些后来渐渐被认为是对应于"危险因子"水平而活动的疾病。当一个人落入某个统计群体或遗传群体，他／她同时也可能落入某种风险疾病的受害者之中。

61

当健康和医疗保健最终植根于一个高度复杂和组织化的社会中时，来自社会组织的要求给疾病定义指出了方向。人寿保险和医疗保险在 19 世纪晚期的发展，导致有关管理者迫使医生清楚说明某人有否患上某种特定的疾病，并且还要使用通用的术语。社会组织的压力经常成功地把各种症状组合起来，造出一些对于官僚比对病人和医生更有意义的类别。具有重大社会意义的一类是 20 世纪的人能够据以证明残疾并有权受到补助的那些病。曾经在美国，当脊髓灰质炎能够获得一笔补偿金而其他疾病不能的时候，好心的医生会把格－巴二氏综合征①写成"脊髓灰质炎"，以在经济上帮助患者。

---

① 又名急性特发性多神经炎，系感染引起周围神经的一种变态反应，具有四肢麻木无力的症状。——译者注

　　既然在私人诊所和医院使用高效率的标准表格意味着病人必须被填进表格的各项之中，临床医生借以探究自己面对的一个个复杂个体的那种丰富的临床描写便从此消失了。或者说，医院的管理者不得不决定如何分类病人。人们不知道糙皮病①是维生素缺乏病的时候，它经常被看作一种精神疾病，因为它常常引起精神症状。把糙皮病患者改换分类曾引起很大的政治上和行政上的麻烦，对此历史学家也已有所探讨。

　　分类之难充斥着历史的记载。一种特定疾病归类为传染病是最佳选择吗？当病人患上的是慢性发热时，应该让他／她享用适应症只是急性发热的昂贵药物吗？如果病人的症状特别引人兴趣，而且他／她又恰好去专科门诊就医，那么专科医生很有可能一门心思盯住这个吸引人的肿瘤或感染，而忽视了病人身上更基本或更普遍的病况，例如营养不良。许多医学史家确实付出了特别的努力，说明今日医疗行业的问题在历史上有过可以相比拟的——或一模一样的——表现。

考古病理学

　　疾病永在我们左右。医学史家很长时间以来便挪用或至少是借用着考古病理学领域的成果。这是指，我们怎样能够知道没有文字记载的时候人们是不是患病？人类创生时没有病苦愁烦的伊甸园传说是否

---

　　① 糙皮病是由于缺乏一种 B 族维生素——烟酸——而引起的营养性疾病，常见于以玉米为主食的地区。糙皮病的症状有皮肤暴露部分患脱屑性皮炎、腹泻、抑郁症等。——译者注

有几分真实性在内？直截了当的回答是疾病的证据存在于史前人类的遗存中——主要是骸骨的遗存中。当然，有些时候我们还能辨认出暴力的痕迹，例如砸裂的颅骨和斩去的头颅。比这有意思得多的是一些特定疾病的典型征象，例如骨结核或膳食的不足。

对于医学史家来说，考古病理学强有力地证明了疾病现在是、过去也一直是人类普遍和恒常的经验。但人类学家和古人类学家又提出了疑问。是不是农耕和集群定居生活的发展使得接触传染的疾病开始猖獗？零星散布的狩猎–采集社会能在多大程度上免于这些疾病之害？而且，人们到底能够从考古病理学证据中推论出多少有关发病率的情况？

20 世纪末，对于考古病理学的兴趣开始增长，现在仍在增长中。一方面，所谓"冰人"的发现（这具五千年的遗骸于 1991 年在意大利与奥地利边境山峰的冰雪中被发现）及其他保存下来的尸体的发现在科学界和公众中都激起了极大的兴趣。冰人患过什么病？他皮肤上的记号是与医疗有关的纹身吗？另一方面，技术手段（尤其是计算机断层扫描或称 CT、DNA 片段序列分析等）的出现大大增强了考古病理学专家诊断史前人类疾病的能力。埃及木乃伊身上的证据早就让人感兴趣，但现在不仅能够找到骨骼疾病和龋齿的证据，还能确定其他疾病，如疟疾和常见的寄生虫病——血吸虫病，它们都与尼罗河的环境有关。再举一例，安第斯山脉的干尸显示出亲淋巴性逆转录病毒病的证据，与今日主要在日本发现的病状相同。

还有极有意思的一些证据，来自不同历史时期人类遗存取样检验的结果，这是核对文字记载或填补空白的一种途径。此类材料主要得自许多墓葬数据的积累。研究者因此得以说明 17 世纪的妇女确实频

63

繁死于分娩，并且在 19 世纪工业化的艰难时世，一般人的营养水平确实下降了。这些证据也能够证实美洲土著人口甚至在 16 世纪欧洲人带来天花、流感和其他病毒病之前，便罹患多种疾病，尤其是出血性疾病。仍有待回答的——至少尚乏让许多学者满意的答案的——一个问题，是考古病理学是否证实了铅中毒（铅来自金属为衬的酒壶或者那套赫赫有名的输水系统所用的铅管）对罗马帝国的衰亡起过关键的作用。

流行病

从最早的历史记载可知，上古时代的人们已经能辨别病痛的不同模式，并把它们分类为各种疾病实体，以利于认识和行动，尽管历史学家对于这些古文献的释文意见仍不一致。麦克尼尔（William H. McNeil）在他的当代经典《瘟疫与人》（*Plagues and Peoples*）中引述了纪元初的几个世纪里中国的一段记载："最近，有些人染上流行性的疮，长在头、脸和躯干上。这些疮在很短的时间内就会布满全身。它们看起来像是火疮，里头包含着白色的物质。一批脓疱正在干硬，新的一批又出现了。如果不及早治疗，病人通常会死去。"① 麦克尼尔的结论是，这种病大概就是天花或麻疹。[3] 不过总会有学者不同意他

----

① 此段引述的是东晋葛洪（283—363）所著《肘后备急方·治伤寒时气温病方》中的文字，原文为："比岁有病时行仍发疮头面及身，须臾周匝，状如火疮，皆戴白浆，随决随生，不即治，剧者多死，治得差后，疮瘢紫黑，弥岁方灭。"麦克尼尔这部疾病史名作 1998 年已由台北天下远见出版有限公司翻译出版，译者杨玉龄，书名《瘟疫与人——传染病对人类历史的冲击》。本书所引文字在该中文本 154—155 页。——译者注

的说法和其他什么人的说法。

最富有戏剧性的疾患当然是后世称之为流行病或更宽泛地叫作瘟疫的那种。尽管《旧约》中的非利士人遭遇的是何种灾疫已经无法得知，但显然为数众多的人都出现相同的症状。[①] 为了辨明史家修昔底德（Thucydides）记载的雅典大疫（公元前 430—前 427）到底是什么病，世人耗费了多少的笔墨——是炭疽、斑疹伤寒，还是中毒性休克综合征？无人知道。公元 541 年暴发的查士丁尼大疫（the plague of Justinian）仅在君士坦丁堡一地就杀死了成千上万的人（现在有基于 DNA 分析证据提出的观点，认为该次疫病确实如一些历史学家所说的是腺鼠疫）。

在这些流行病和见于史书的其他波及面广泛的灾祸中，某些清晰可辨的疾病快速散布并导致大批的人死亡或残疾。历史记载反映出，在许多这类例子中流行病还会产生强大的社会效应，从战役失利开始，一波继一波地引起严重的社会后果和经济后果，包括重大的人口学改变（参见下文第五幕）。为了探索人群健康状况每一显著变化背后的生物学因素和社会因素，已有几代历史学家忙忙碌碌，学术界也颇有些论战是由此而发。在殖民地时期的印度，能让整个村庄灭绝的疟疾，它积年累月的死亡率真的不比时来时去的霍乱死亡率更高吗？从往事中凑集证据的历史学家不断发现一场场新的流行病，诸如

---

　　① 非利士人是以色列西南的强邻，一次双方争战中，非利士人得胜，将以色列人的圣物——约柜——掳至非利士大城亚实突，因此遭到神谴，"耶和华的手重重加在亚实突人身上，败坏他们，使他们生痔疮。亚实突和亚实突的四境，都是如此"。见《旧约·撒母耳记上》第五章第 6 节。今人或以为此处所谓痔疮即腺鼠疫导致的淋巴结肿大。——译者注

1775—1782 年间横扫北美大陆、让欧洲人和土著居民同遭荼毒的那场天花大疫。

学者们的分歧意见随后转向更基本的问题。到底有多少人死去？流行病的经历对幸存者的影响怎样？有哪些社会制度改变了？ 1918—1919 年的流感世界大流行对很多国家的社会制度并没有留下什么持久的影响。故此那场疾病的历史大可以被当作花里胡哨的古董铺，至多被当作当时人信仰方式的展览，因为，比如说，人们会戴上覆盖口鼻的布口罩，心里想着这样便能阻隔传染。但在澳大利亚，流感推动了一整套公共卫生体制的建立，所以说流感世界大流行在该地既有重大的历史意义，也有重大的人口学影响。

模式疾病——黑死病、结核病、梅毒

20 世纪晚期，新发流行病特别是流感和 HIV/ 艾滋病的出现唤起了历史学家（以及公众）对于历史上瘟疫的兴趣。有关后世称为黑死病的"大瘟疫"的大量文章涌现出来。这里的瘟疫指的是开始于 1346 年或 1347 年的那场令西方人闻风丧胆的鼠疫。它横扫全欧洲，造成人口的土崩瓦解。挪威人口的三分之二消亡了，其他地区的损失也差不多达到这个程度。人们在接下来的几个世纪里不断地熟识它，因为直至 18 世纪它还会在许多人的一生里不止一次地造访。自那以后直到 20 世纪，鼠疫偶尔露面，历史学家仍在设法复原非常重大的暴发流行，例如 19 世纪 90 年代到 20 世纪 20 年代间在南亚和东亚的爆发。

一开始，显露出的是经典模式。远方有大疫流行的消息传过来，传染病未到，大家已经人人危惧。然后本地人开始表现出症状，不仅

65

腹股沟淋巴结发炎，而且皮下出血，还有该病的其他一般体征。死亡在 3 日后到来。假如患者幸存，与疾病并发或继发的疮疡常会恶化。该病虽然一般可以辨识出来，但它的模式和后果却随时间和地点而变化。事实上，历史学家已经讨论过它的疾病史分期和长时段的演变趋势。

社会的各个方面似乎无不受到鼠疫的影响。它又怎能不是这样呢，如果正像目击者薄伽丘（Giovanni Boccaccio）在《十日谈》（*The Decameron*）里写到的佛罗伦萨的情景："不论日里夜里，许多人就在大街上结束了生命，还有许多人死在家里，只有当腐尸的臭气惊动了邻居时才被发现。城市里到处是死尸。"这样的死亡率最初造成的经济后果是难以估量的：是西欧的经济衰退呢，还是毁灭性的通货膨胀以及后继的政治动荡？或者二者兼而有之？宗教信仰是受到影响的，此外历史学家还论述到无数的文化变迁和社会变迁。

当后来的科学家逐渐明确鼠疫的生物学机制是以鼠类和跳蚤作为中间媒介物以后，争论益发热闹了。典型症状为腹股沟淋巴结肿大的腺鼠疫的机理现在已经清楚，但可能是通过口鼻飞沫传播的肺鼠疫的存在使得历史学家对故事的重建变得非常复杂（现在仍在不断复杂化）。所以，目前的意见认为黑死病实际上或许是生物学上颇有区别的一系列疾病被混为一谈。最令人不安的一点是，有史料证据显示几个世纪前的鼠疫是从人到人传播的，并不像今天等同于黑死病的现代鼠－蚤传播的鼠疫。

并非所有的疾病都像"大瘟疫"那样富于色彩。当然，未来的历史学家肯定会对今日最可怕的疾病埃博拉出血热产生浓厚的兴趣，这种病始于发热，终于体内的器官液化消解。但现在历史学家对结核病

66

最感兴趣。结核病一个世纪以前在英美每年在 1000 人中杀死 2 人，但从 20 世纪中叶开始，该病似乎受到了抗生素的控制，至少是暂时的控制。

在结核病的演变中，令人心惊肉跳的一件事是它正卷土重来且有扩大的趋势，耐药菌株的出现、发展中国家严重的地方性发病、与另一种致死的慢性传染病 HIV/ 艾滋病并发的可能，都给这件事雪上加霜。几千年来，结核病在全球的致死致残率都很高。最主要的是它有严重的社会影响和文化影响。托马斯·曼（Thomas Mann）1924 年发表的著名小说《魔山》（*The Magic Mountain*）中，便用结核病院来隐喻病态的欧洲文明。

结核病是一个极端的例子，说明多种写法的医学史如何可以贡献于一种单一疾病的历史。结核病自古就为人熟知。由于病原体实际上能作用于人体的一切器官和组织，医学教师长期以来一直认为一个人只要了解了结核病便等于了解了医疗的全部。对于研究结核病史的历史学家，这句话也差不多成立。有一类历史研究从医学文献追溯单独的各型结核怎样被发现（未必总能得到当时人的认可），又怎样从 19 世纪开始被视为结核病的一个亚型：称为波特氏病的脊椎结核，早在 1816 年便发现；肾结核发现于 1837 年；皮肤结核发现于 1873 年。结核菌于 1882 年由科赫（Robert Koch）鉴定，继之而来的论战是非常吸引人的故事，同时还有以下事实的曝光：维多利亚时期的奶牛绝大多数患有牛结核，它们通过牛奶把结核病传给了许许多多健康的孩子。仅仅结核病具有感染性这一概念就让 19 世纪晚期的医学思维和普通人的思维发生了巨变。一种遗传的退化病突然间变成了传染性的炎症。这一转变的影响仍在历史学家探讨之中。

　　结核病还在另外的方面激发了许多历史学家的灵感，因为他们可以论证说这种疾病不仅有深刻的、经常是灾难性的社会影响，譬如污名和贫困，并且它还能因社会因素而产生。就是说，在不断扩增的城市里许多人甚至所有人都与结核病有接触。为什么穷人和妇女比其他人更容易得病？这种病出于什么原因、循什么途径在贫困拥挤的环境中盛行？当时人把它归罪于劳作过度、居住条件不佳和营养不良，这在多大程度上是正确的？20 世纪早期，相信社会因素也属于致病原由的人们把医学带进了社会改良和新型的卫生改革中间。

　　然而，就在这时，结核病的死亡率（但不一定就是该病的发病率[①]）却在剧烈地下滑（至于其缘故，学者们看法迥异）。不仅如此，该病特有的病原微生物也在进化，适应着人类宿主不断变化的处境。多种因素纠结难解的关系吸引了几位一流的历史学家——无疑更多的人还会接踵而至。

68

　　多少可以与结核相提并论的是梅毒的历史，这也是布满争议的地雷阵。在哥伦布（Columbus）1496 年第二次环球旅行返航之前，在欧洲人注意到梅毒之前，它是一种地方病吗？——在什么地方？很多学者相信这种"大水痘"是美洲土著民族馈赠给带去了那么多毁灭性疾病的欧洲人的回礼。但那种病是否就是后来所说的梅毒呢？我在另外的讨论中还将回到这个问题。

---

　　① 发病率和死亡率均为流行病学研究中衡量疾病分布状况的指标。发病率一般用某人群每年每 1000 人中一种病的新发病例数来表示，死亡率一般用某人群每年每 1000 人中登记的死亡总人数表示。——译者注

惹人争议的 16 世纪江湖巡游医生帕拉塞尔苏斯（Paracelsus）[①] 率先把水银用作梅毒的特效药，传统上是他在植物药之外又给常用药物中引入了金属制剂。（有一句陈年的警语："一夕相伴维纳斯，终生不离墨丘利"。[②]）汞剂真的有效吗？中国传统医学是怎样开始用轻粉（汞的化合物）治疗梅毒的？历史学家们和科学家们各自仍在为所有这些问题争论不休。

我们已经有不错的一份编年史，记载着哪位医生何时和如何定义了梅毒，但新问题层出不绝。为什么伦敦医生约翰·亨特（John Hunter）1767 年给自己接种梅毒作为试验的时候，与梅毒同时发作了淋病，以至于到了 19 世纪，法国医生里科尔（Philip Ricord）不得不重新区别这两种疾病？富尼耶（Jean Alfred Fournier，1832—1894，法国皮肤科医师）19 世纪 90 年代真的借助临床证据而在全麻痹（三期梅毒迟发性脑部表现）和梅毒之间建立了联系吗？反嫖娼运动有没有成功遏制梅毒？为什么旨在控制性病的道德运动 20 世纪中期开始萎缩？问题一个接一个浮现的同时，与其他传染病尤其是结核病和 HIV/ 艾滋病的相似之点脱颖而出。无怪乎即使撇开梅毒作为性病的一面，它仍能激起历史学家经久不衰的兴趣。

正如鼠疫、结核和梅毒告诉我们的，从疾病史能够生发出无尽

[①] 帕拉塞尔苏斯（1493—1541），瑞士医生，本名 Philippus von Hohenheim，医疗化学、治疗学与职业病学的先驱。他汲取炼金术的传统，把生命和疾病现象作为纯粹的化学过程来研究，他和他的追随者为药理学引进了许多重要的矿物药。——译者注

[②] 指梅毒患者须终生依赖汞剂治疗。墨丘利既是罗马神话中诸神的使者、商业与行旅之神，又是英文中水银（mercury）一词，此处用以与爱神维纳斯的名字对仗，因梅毒属于性传播疾病。——译者注

的疑问和报偿。历史学家喜欢从过去的疾病中挑选最合他们自己口味
的。它也许就是肩关节脱臼。（它的发病率、它的概念有无变化？尤 69
其是它的治疗，自从外科医生巴累（Ambroise Paré）① 16 世纪写下有
关疗法之后，有无变化？）不仅是患者或社群受到这种那种疾患之累
的剧情，而且我们研究医学史的整条取径其实都处在我们所关注的那
个范例性的、模式性的疾病影响下。

疾病的类型

《剑桥世界人类疾病史》（*The Cambridge World History of Human
Disease*）列出了 158 种"主要"的疾病。有时候历史学家能发现一
种病有着险些被人遗忘的戏剧性历史。比如说，又名肢痛症的神秘的
"粉红病"，它通常以流行病的形式累及儿童。肢痛症后来被重新认识
和解释为慢性汞中毒，这个故事近来吸引了历史学家。不过大多数疾
病史的文章都是扩大和深化已有的认识，那就是一种人们熟知的疾患
如何有一段隐没不彰的历史，或是影响，或是意义，而更早的研究者
无法察觉或不曾察觉。痛风继续给社会史和技术史激发灵感。一些历
史学家相信痛风一词最早的时候涵盖了现在所说的关节炎。还有静脉
炎又是怎么回事？它真是久坐不动的生活方式造成的现代病吗？同样
地，一些优秀的历史学家继续探讨缺乏性疾病的观念史和社会史，前

① 巴累（1510—1590），法国外科医生，外科史上最重要的人物之一。他通过担任
军医期间获得的经验，改革了外科治疗方法、创伤处理方法，发明很多外科器械，并以本
国文字撰写了外科学专著。外科医生的地位在他之后有显著提高。——译者注

面有关身体观的部分曾提到它，这种病一般起因于膳食中缺乏某些成分，以及内分泌不足或内分泌过度。

我已经说过，历史学家和临床医生都发现一种病是急性还是慢性很有区别。其实，慢性病大概从 1920 年以后开始在发达国家占主要地位，但我在下文社会制度一节还要讲到，那些国家的医疗保健体系是为急性病患者设计的。历史学家格罗布（Gerald Grob）指出，20世纪初新出现的医院社会工作者在唤起医生注意到慢性病居多的状况及其重要性方面起了重要的作用。[4] 总的来说，慢性疾病的历史经验还是一个新近才充分开掘的领域：尤其是癌症史和心血管疾病史的研究。（为什么心脏病的死亡率 20 世纪后期开始下降？）

其他特殊种类的疾病史也吸引了历史学家。与军事史相关的疾病和伤害长久以来在医学史研究中占有一个荣誉的席位。对普通士兵来说，不仅有斑疹伤寒、"战壕口炎"（一种恶性口腔感染）以及其他传染病，还有新式武器造成的形形色色的枪炮伤。19 世纪，毒性的感染夺去许多军人的生命。有位深感惊骇的军医描述过一例"医院坏疽"："软组织上的一处小伤口边缘开始出现灰色的坏死，两个小时之内我们眼看着它以每小时半英寸的速度扩大，并且越来越深。"这类感染造成的人命损失是非常吓人的。

与其他环境疾病密切相关的职业病仅是最近才越出极专门的史学圈子，激发了一些研究工作。棉尘肺（棉、麻、干草等的尘屑造成的褐肺病）是一位英国医生在 1877 年定名的，但它从何时开始加害于人却是争论的议题。除了对引人入胜的外科修复史所做的研究之外，工业意外事故的历史——实际上还有全部意外事故史——几乎都是一片未经探索的领域。

有些担忧伦理或技术问题的学者开始把目光转向医疗处置造成的病痛，即所谓医原性疾病。19 世纪早期，水银以化合物甘汞的形式用作内服药，用量之多损坏了病人的牙齿和上下颌。而二战后，在包括英国国民医疗服务在内的新近富足起来的医疗体系中，医生们发现他们输给早产的新生儿帮助增加存活机率的纯氧在很多婴儿身上导致了一种新型的目盲（晶体后纤维增生症）。

我们永远不会知道哪一种迄今连确诊都不多的疾病会突然在某一位研究者眼中显示出令人兴奋的历史，或体现出与科学史、社会史、知识史以及一般史的紧密联系。比如说，关节炎一类的疾病看起来在老年人身上无非只是造成不适，而且一切时代里上岁数的人反正总有各种不舒服。但以前军队中年轻人长期患病的记载说明在这个人群中此病可以导致失能。考古病理学家和人类学家也会举例说明，依赖于各人使用哪些肌肉和肢体最频繁和最用力，不同类型的关节炎在男性和女性身上发病方式不同。病态（被知觉到的病痛）和失能的概念逐渐代替了"死亡率"成为衡量"健康"的尺度，这其中关节炎类疾病不断改变的形象起到了很多铺垫作用。

71

历史研究的类别

一些历史学家对时髦风尚和例外情况最为反感。何必要研究当下疾病的历史比如腰疼或运动损伤呢，假如我们有机会去处理像尿路结石、喉部感染、急性营养不良、肺炎等一些长期存在的严重问题？固然任何疾病的历史都有其史学意义在。不过历史学家通常对以下几类疾患给予特别的注意：

（1）生物学上有变化的疾病——典型的是由随时间推移产生突变的生物体或病毒引起的疾病。结核病是个很突出的例子，因为历史学家至今还在争论它到底是不是在 19 世纪末 20 世纪初的时候减小了急骤性和危险性。梅毒，无论它是从美洲带来的还是欧洲大陆已有的，显然是 1500 年左右在欧洲突然增加了毒力。还有一系列的例子是人们不太熟悉的。英格利希（Peter English）最近追溯了风湿热在 19 和 20 世纪发生生物学变化的方式，那或许也是我们今天很少听到风湿热一词的原因之一，该病已经被重新界定为明确的链球菌感染。[5]

（2）欧洲国家标准医学名词中从无到有和从有到无的疾病（对非西方文化的系统考察仍有待进行）。历史学家目前正在想办法找出麻风（即汉森氏病）中世纪过后在欧洲消减的原因。还有，水痘是在 16 世纪还是在 18 世纪与其他疾病区分开的，还有"丹毒"为什么这样久才被认清。它与脓血症一样不一样？它是葡萄球菌感染还是链球菌感染？病原体的毒力随着时间推移是否先加强又减弱了？我们还要提到痛风，它只是在 18 世纪才莫名其妙地出现在英国。历史学家们也在为三期梅毒是否 19 世纪早期才出现而争论不休，（为什么之前从没有报告过一例？）同样的问题还有白喉和猩红热在 18 世纪前是否存在。

关于脊髓灰质炎的文字已经写了很多，它只是在下水道系统显著改善以后才在发达国家露面。人们相信那一时期以前的绝大多数婴儿都与病原体有过接触，产生了免疫力，所以成年人中不再出现此病。①

---

① 脊髓灰质炎的病毒感染人体后，90% 的人并无自觉症状，但仍可携带并通过粪便排放病毒，排放的病毒也可通过污染食物、饮水等感染他人。一般相信若在婴儿时期感染到这样排放的病毒，大多数人可产生免疫力。——译者注

然后不再接触病原体的人们中间突然流行开了这种病。1916 年，纽约市发病 9000 例，有 2400 名以上病人死亡。一位目击者报道说："母亲们吓成了这样，多数人根本不让孩子上街，有些人连一扇窗都不肯开。有一所房子唯一的窗户用毛毯塞住了，好让'那个病'跑不进来。"

突然出现又突然消失的病里面，最出名的可能要算"英国汗病"了。1485 年到 1551 年之间，英伦三岛受到一种伴有剧烈发汗的流行性热病的侵袭。用一部纪年史的话来说，"突然袭来了一种瘟病，叫作出汗病……这种病是如此酷烈，有人不到 3 个小时就死去了"。威尼斯大使报告说，"这种病发展极快，最迟 24 小时便可致命……病人除剧烈发汗外并无其他经历，而整个人就脱了形"。历史学家们继续琢磨这个让人摸不着头脑的来无影去无踪的综合征。它为什么会局限在一时一地？它是什么病？是不是它的病原体一下子杀死了太多的宿主动物（也就是人类）以至于自己无法生存了呢？

根据其存在状况而重新定义的疾病也是要多复杂有多复杂，比手淫的例子更甚：萎黄病（多发于青年妇女的一种严重营养不良，表现为皮肤苍白泛绿）是一个例子，另一个例子是多少世纪以来被当作标准死亡原因的"发热"。从 19 世纪开始，临床医生把阿尔茨海默病描述为老年性痴呆或早老性痴呆，但只是到阿尔茨海默（Alois Alzheimer，1864—1915，德国神经病学家）建立了它在机体当中的病理学图景以后，它才获得今天的身份——即便如此，这一综合征在接下来的一个世纪里仍然不断被重新定义（有时是借助阿尔茨海默症"患者互助组"的力量）。

（3）流行病学表现非常有趣或引起争议的疾病。一大批历史学家

73

已经把力气花在发现哪些疾病是在 1492 年之后才从西半球来到欧洲的，梅毒应该算得上其中一员。流行病学表现特别令人难忘的历史疾病里，最臭名昭著的恐怕是霍乱，历史学家至今还在着迷地追溯它的传播史（如下文所说，把它解释为一大发现）。而伤寒引出的道地的侦探故事数也数不清——例如，20 世纪早期新英格兰某镇的一场流行病怎样被追踪到镇上的蓄水池，从那儿又顺藤摸瓜找到蓄水池集水区一家农场的户外厕所，最后追到了使用厕所的那家人里唯一的带菌者身上。直到大约 19 世纪中期还在方方面面都被人与伤寒混为一谈的斑疹伤寒，它的曾用名有监狱热、军营热、草原热、船热，所有的名字都让人想起此病的虫媒跳蚤（1909 年方才确认）大显身手的拥挤环境。当然，流行病故事的大轴戏里缺不了 20 世纪 50 年代根据统计提出的惊人论点：抽烟引发肺癌。另一种类型的例子来自昏睡病，因为相对来说科学目前的进展程度还不能完全阐明这种病的机理，但写出这种病的历史却是可能的。它至少 14 世纪便在欧洲的文字记载中出现了。无论作为流行病还是作为地方病，它都能够威胁到当地的经济和社会组织。

（4）历史进程很特殊或富有戏剧性的疾病。除了像黑死病那一类的新发疾病和销声匿迹的一类疾病之外，还有很多别具一格的故事。例如，天花需要人类宿主。因此，它虽然传播的时候来势凶猛（17 世纪它在美洲印第安人族群中就是这样疾风烈火似地传播），最终还是会在预防医学措施面前投降。但麻疹可能也有同样的效应。而且已经出现了一大批有关 HIV/ 艾滋病的史学文章。同样，变态反应已经开始吸引历史学家们，因为它的发病率好像已有显著的上扬。像黄热病和霍乱这样的病特别激起关注，因为它们是一段插曲，更重要的是当它们袭来时死亡率会达到如此程度，就像黑死病的情况一样，尸体堆积如山，戏剧性的场面人人尽睹。

（5）在身体上的表现能引起有趣社会效果的疾病——同样地，不独黑死病为然。当营养缺乏性疾病 20 世纪初被认识到的时候，这改变了人们的饮食方式，顺带也把至少是美国的农业经济翻了个底朝天，让一些农民（菜农、果农、养奶牛户）发财，让另一些农民（种小麦的）破落。脚气病①在很多国家带来了毁灭性的社会后果，尤其是在 19 世纪末 20 世纪初的中国和日本。

19 世纪在美国的阿巴拉契亚山脉一带，一种流行病袭击了许多地区——严重到印第安纳等州的整座城镇被幸存的居民遗弃。这种病叫作乳毒病，在当时的文化中它是件大事——林肯（Abraham Lincoln）总统的母亲就是因这种病而死。但它无声无息地消失了。直到 20 世纪 20 年代，科研人员才证明，若是乳牛吃了一种常见的野草——白蛇根草，毒素会进入牛奶，并在牛和人身上都造成常常是致命的酸中毒。随着农业发展，那野草退却了，那病也就突然终结，只余下一些掌故轶闻。然而在 19 世纪的人们眼里乳毒病可是重大的社会问题。

（6）其生物学实体本身只是一些泛化概念的疾病，比方说"老年"。错综复杂的史实爬梳揭示出，多少代的医生一直用"不能存活"来解释许多婴儿的死亡。19 世纪的人们有时使用一个更为精致的名词"恶病质"来指称健康的全面恶化。这个词一般虽指的是病因或想象

75

---

① 此处所谓脚气（beri-beri）并不是日常生活中俗称为"脚气"的脚癣，脚癣只是真菌引起的一种脚部皮肤病。维生素 B1 缺乏引起的脚气是累及神经系统和心血管系统的一种严重疾病，患者可以因心力衰竭而发生猝死。婴儿罹患脚气更为危险。——译者注

中的病因，如癌性恶病质或监狱恶病质，但也可以作为疾病标签，仍然表示——极恶劣的健康状况。比较实在的生物学范畴则表现为先天性的躯体缺陷。自古以来医生们就会报告"怪物"的病例，描述出生时缺少肢体或缺失大部分脑，或有足以致残的畸形，或患有兔唇和目盲等类感官缺陷的婴儿。有关外生殖器性征不明确儿童的报告在医学文献中多得不成比例。这个时代或那个时代的医生怎样处理这一类病人？这方面的史学文献也十分丰富并在继续增长中。

前述的类别尚未包括疾病的观念史，很多种疾病其实是在医学思想家用新眼光看待它们的时候彻底地改头换面了。体液 ① 不平衡导致的忧郁症（melancholia）在中世纪的时候变成了懒惰症（acedia）——罪过的拖沓和阴郁——再后来又变成了病理性的抑郁症。更晚近的例子有腹泻，随着时间推移，它在病理解剖和其他研究的基础上被分解成一系列范畴，如克罗恩氏病、肠易激综合征、阿米巴痢疾和细菌性痢疾等等。胃溃疡从一种应激性疾病变成了病原菌学说的迟到的胜利（在 1983 年）。在内分泌产物的概念出现以前，显然也不可能有内分泌失调这回事。

我已经说过，近年来拥有了新问题和新眼光的历史学家们业已揭示了单纯影响女性的疾病或对男女两性产生不同影响的疾病怎样可以发展出全新的史学成果。从性别相关的进食障碍到乳腺癌，尽管疾患类型千差万别，数量可观的史学文章却在它们的启发下源源不断地发表。

76

———————

　　① 　古希腊医学理论中特指构成人体的四种基本液体成分，包括血液、粘液、黑胆汁和黄胆汁，据信四体液之间比例恰当与否决定了该人的健康状况。——译者注

历史上思想观念的重构仅仅是疾病知识史的一个组成部分。下一章里我将谈到研究和发现的乐趣，也包括对特定疾病实体进行描述和理解的乐趣。而且史学家也指出了疾病观的大范畴同样在改变。19 世纪早期，医学讨论中充满了"功能病"的说法，它们构成了一个非常之大的类别，曾几何时随着在病理研究基础上提出了更为精确的定义，功能病悄悄地不见了。功能病这个概念的本身启发了很多史学研究，探讨治疗者们如何把生理学，而不再是解剖学的看法应用于一系列的疾病。

回溯诊断

医学史中争论最多的主题就是我们到底能够在什么程度上运用现代医学（或任何历史时期的"当代"医学）的诊断标准来判断过去人所描述的疾病是些什么病。给早已死去的人做诊断——常用的说法叫作回溯诊断——其实总会引发争议。不仅医学史家，而且一般的医生，甚至于一般公众，都对这类问题有着持久的兴趣。《圣经》里提到的蠕虫与今天的蠕虫是一样的东西吗？鼠疫虽然有相对比较明确的症状，但关于它们的病因究竟是现代的哪种对应物，大家还是没完没了地争执。英国汗病是一种汉滩病毒病吗？

三位历史学家合作的关于文艺复兴时期欧洲的"法国病"或者叫"大水痘"的工作迎头遇上了这样的争论。这三位作者断言他们所写的疾病史"不是梅毒的历史"。他们所考察的毋宁说是不同的人群怎样想办法对付被大多数人认为是新病的一种疾病。作者强调，尤其在医生们想出一个又一个对策的过程中，医学发生了改变，而且在

77 16 世纪期间变得更加切实可行了。[6] 由于这个故事使用当时人的语言和看法，它与假设 1500 年前后的人们是与今天我们所说的生物学意义上的梅毒的各种表现打交道的另外一份平行的叙事便有了显著的区别。既然当时有那么多人各执一词，谁又能够确知呢？不过如果它确实是梅毒，那么关于新的生物学现象所产生影响的更为常规的叙事也很值得思考，并且能解释大量的历史记录。

当我们转向个人案例的时候，分歧就更严重了。说到使达尔文（Charles Darwin）周期性地卧床不起的神秘的功能病，简直有多少个史学家写到这个题目，就有多少种不同的权威解释。最突出的两种说法一是查加斯病，即在南美洲发现的一种严重的密螺旋体感染，另一种说法是心身失调。根据传世的记载，希律王（Herod the Great）似乎受过肿胀、发热、瘙痒、疼痛、蠕虫，还有一些别的病状之苦。我们回望历史的时候便可以问：他是不是得了糖尿病、阿米巴痢疾、充血性心力衰竭、癌症、麦地那龙线虫病——或者是其中几种或其中全部疑似病症的组合？

假如我们有机会再问一问：每个名人都是死于什么病？争论又要尖锐几分。包括拿破仑和其他统治者在内的很多人物的死因是意外事故还是蓄意下毒，需要得到确认或得到排除，这里甚至还包括了英国画家康斯太布尔（John Constable）。然后好玩的事来了。如果说我们把投毒排除在外，那么每一位死在关键时刻的历史人物，从古埃及的法老们到作曲家莫扎特（Mozart）和舒伯特（Schubert），他们各自又是死于哪种急慢性疾病呢？

社会环境和文化环境在任何时代都影响着每一疾病的历史。古代人生活的理念是节制为上，所以疾病代表着走极端。从中国传统的阴阳观念生发出来的关于健康的类似取向已经把历史学家们吸引到中国思想史的方面，因为阴阳观念在其中的渊源恐怕比在医学史中还更要深厚。至于距今天更近的时期，近来关注的题目不仅包括变态反应，也包括其他一方面能反映身体问题，另一方面能反映技术和环境问题——如空气污染、辐射、电磁场、火山灰，尤其是杀虫剂和化学合成物问题——的疾患（我下面在讨论医学的社会因素时还将涉及这个题目）。

78

其他类型的环境因素也渐渐加进了疾病史的记载中。定居生活、排水系统，特别是城市化的过程在多大程度上遏制了蚊子的繁殖，以至于疟疾和黄热病在许多地区减少或绝迹——甚至在人们还没有虫媒传染病的概念的时候？历史学家也对中世纪至 20 世纪间不断涌现和扩增的城市中发生的疾病和死亡抱有极大的兴趣，以前此类处所供水的不清洁、下水道和垃圾清运系统的缺少、常年与旅行者接触、拥挤不堪及食品污染的情况都是惊人的。每一项环境条件都需要单独的史学研究，诸如当不卫生的牛奶夺取许多婴儿生命，而经济需要又迫使很多妇女外出工作，只得购买牛奶代替母乳喂养时兴起的纯洁牛奶运动。

疾病的叙事

可想而知，把疾病当成我们戏剧的一位主角也没什么不可以。这里边肯定有足够的悬念。假使脊髓灰质炎没有杀死这样多的人类宿主而致使自己变成生态学上不能延续，它会不会就兴盛起来了呢？结核病或是梅毒或是百日咳会不会竟在人类对它们病原体展开的生物战争

中大获全胜？医学史家太熟悉人类的苦痛了，不会去构造很多这样的
黑暗故事，也不会去组织像什么葡萄球菌爱好者俱乐部这样的东西。
不过，从病原体的角度建立叙事的可能性确实存在，它强调了人与疾
病斗争过程中的戏剧冲突——有如埃米耶斯（Sebastian G. B. Amyes）
在他关于"抗生素的兴衰"的故事中所强调的那样。

79　　　疾病不消说又会引出那个健康问题。个人健康是一回事，但现
在吸引历史学家的是从社群到国家到地球村的范围里，总体来说什么
事意味着对普遍意义上的"健康"产生损害。我们真的在运用全面的
统计数据来定义病痛范畴吗？是不是死亡是一回事，疾病又是另一回
事？现代衡量健康和进步水平的标准尺度——婴儿死亡率——是一种
疾病吗？住院率反映的是病痛还是健康，还是富裕程度，还是医学化
的程度？或者是以上这一切？

注释

〔1〕Charles E. Rosenberg, "Framing Disease: Illness, Society, and History, " in
　　Framing Disease: Studies in Cultural History, eds. Charles E. Rosenberg and
　　Janet Golden (New Brunswick NJ: Rutgers University Press, 1992), pp. xiii-xxvi.

〔2〕Robert P. Hudson, *Disease and Its Control: The Shaping of Modern Thought*
　　(Westport CT: Greenwood Press, 1983), p.164.

〔3〕William H. McNeill, *Plagues and Peoples* (Garden City NY:Anchor Books,
　　1976), p. 133.

〔4〕Gerald N. Grob, *The Deadly Truth: A History of Disease in America* (Cambridge
　　MA: Harvard University Press, 2002), pp.228-229.

〔5〕Peter C. English, *Rheumatic Fever in America and Britain:A Biological*,

Epidemiological, and Medical History (New Brunswick NJ: Rutgers University Press, 1999).

〔6〕 Jon Arrizabalaga, John Henderson, and Roger French, *The Great Pox：The French Disease in Renaissance Europe* (New Haven CT: Yale University Press, 1997).

〔7〕 Sebastian G. B. Amyes, *Magic Bullets, Lost Horizons: The Rise and Fall of Antibiotics*(London: Taylor & Francis, 2001).

第四幕　知识的发现与传播

在疾病、医生、病人彼此交战的几幕戏剧之外，还有更深广的一
幕戏把人们引向医学的历史：思想者尝试着解决疑问，并把旧闻新知
传递到其他人手中。追踪人类思想变迁的探险经历可不是观看电影里
的追车场面。追车的场面一结束，故事也就打住了。而重温那些身处
人与病痛相遇时的当事人的思想，却让很多代的人们发现是一件魅力
无穷的工作。你不知不觉就陷进了绵长的故事当中。

医学思想

一些学者有个印象，觉得医学思想和医学技术的历史已经被穷尽
了。有这种想法的人是在面对描写伟大医生的伟大思想的悠久传统时
受到了自己反应的误导。斯坦顿（Jennifer Stanton）在主编 2000 年出
版的《医药卫生创新》（*Innovations in Health and Medicine*）一书时，
观察到"很奇怪，关于历史上的医学创新居然没有更多的研究"。该
书本身就体现了对于医学思想的不停探索。[1]

历史学家采取三条基本的路径来研究能代表任一时期医学特点的
医学知识。第一条，历史学家处理医学信念和医学技术时就像人们把

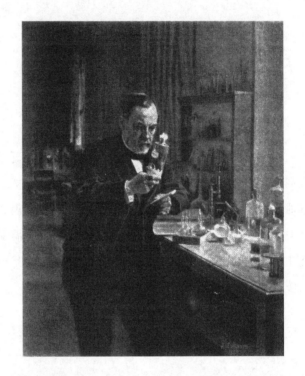

病原菌学说的先驱巴斯德（1822—1895）在实验室。巴斯德作为发现者和发现的传播者，是传奇人物和医学模式转变的象征。

引自：*Annals of Medical History,* 4（1922）。

固定形象套用在现代科学上一样。人有好奇心，人们有了发现，把他们的所知与别人交流。第二条，学者们回溯每一时代普遍认可的观念的出处——追根溯源。第三条，历史学家设法进入昔日人物的内心。小科恩(Thomas E. Cone, Jr.)特意构想了昔日懂医的人们的立场："1950年，胸腺还是个谜一样的器官……丙种球蛋白的测定还在探索中，器官移植还是科学幻想，淋巴细胞的功能仍然神秘，免疫缺陷疾病尚未被发现。"[2] 历史学家同样也对每一个时代发问：这之前的人们是怎样看待世界的？为什么在这时的背景下，他们运用和修改了医学观念与治疗实践？

发 现

本书导言说到过，最初的医学史是对文本的研究——最开始是古代的文本。终于，有关医学创新者及其发现的剧情渐渐攫住了主流的叙事。发现的故事一向广受喜爱。地理发现是写作中的一个大类别——西北航道、尼罗河的河源。在医学史的发现故事里，医师们和生物医学工作者们面对的是必须从自然过程的角度来理解的证据。怎么解释一些地方有人患了霍乱而其隔壁或附近的邻居却安然无恙？ 19世纪中期有个叫约翰·斯诺（John Snow）的人，他相信他已经把这一疾病追踪到了供水系统，在一个众所周知的例子里，甚至到了伦敦一个特定街区的泵水龙头。再有，当一个人在显微镜下看到不是一种而是许多种细菌在感染区域活动的时候，他／她为什么会相信特定细菌致病的学说？人们在拿破仑战争中发现，脊椎损伤在一些人身上影响感觉功能，在另一些人身上影响运动功能，还有一些人两种都受影

83　响，这又是怎么回事？在伦敦工作的苏格兰人贝尔（Charles Bell）和在波尔多的马让迪（François Magendie）19 世纪早期解释了有关机制。

医学史中探究思想起源和传播的所有史学工作分享着知识史及一般思想史、科学史、技术史、文化史中建立的取径和模式。人体解剖学史、生理学史、生物化学史以及人体其他方面的历史尤其与科学史本身多所重叠。治疗学中，究竟是化学物质的物理结构（分子结构）还是化学性质决定了它在体内如何起作用，这是贯穿了 19 世纪和 20 世纪医学史大部分的论战，跟踪其中的交锋肯定是令人兴奋的事。

事实上，医学史经常还能成为其他领域学者使用的模型。科学哲学史的一部经典之作、弗莱克（Ludwik Fleck）关于什么是科学"事实"的著述，其基础就是历史上的人们如何报道梅毒。[3] 反过来，医学史工作者有时也大量借用科学史的内容，提出诸如知识进步是通过概念的证实还是通过证伪、公认的知识是从范式到范式跳跃性地进步还是小步缓慢地渐进这样一些根本性的问题。

创新的情节有时十分直截了当。我们手上有一位学生的记载，记录了现代解剖学的创始人维萨里（Andreas Vesalius, 1514—1564）1540 年在博洛尼亚大学一次公开解剖演示中怎样挑战手捧受人敬畏的盖仑经典著作照本宣科的教授库尔提乌斯（Matthaeus Curtius）：

> 当库尔提乌斯结束讲课的时候，一直在场并已听到他在论证中的驳斥的维萨里请求库尔提乌斯同他一起到解剖标本那里去。因为他想向他表明自己的理论是相当正确的。……他说……现在我们的标本在这儿。我们可以看到我是不是犯了错误……我承认我说过——假如人们允许我这样说的话——盖仑在这里说错了，

因为他在手边没有人体标本的时候并不知道这条静脉的位置，这个位置在今天和在他的时代都是一模一样。 84

维萨里说完之后当然在尸体上指出了盖仑的描述为什么不准确。

还有一类剧情是研究者摸索出了一些新疗法或者新技术。19世纪时，西姆斯（J. Marion Sims）①诊治了一位患有膀胱阴道瘘的病人，他灵机一动，拿一把锡勺子做成窥器检查患处。用他的话说，他立即意识到自己看见了"在这之前从没任何人见过的一切"。只有到那时，他才能够设计出那个使他闻名的手术。

有些时候剧情会更复杂些。现在每当引入一种新药的时候有一系列的因素需要分析清楚。首先是实际的化学机理。然后又牵涉到生理学。在实验室固然也要对它进行试验，然而从大鼠和家兔身上得到的结果也许与此完全不同。人体的反应说不定又与实验鼠的反应不一样。然后还要从一大堆各种各样的临床试验中选用一种或几种（取决于处在哪个年代）。

20世纪30年代初，供职于一家德国药物实验室的多马克（Gerhard Domagk）鉴定出有一种染料在实验室条件下对链球菌有化学治疗作用。不巧的是，这一类的染料具有毒性。其中一种衍生物百浪多息（Prontosil）的毒性比较小，但它对培养的链球菌效力甚微。不管怎么说多马克还是试验了它，并用经典的低调句子报告了他的惊人结果：

---

① 西姆斯（1813—1883），美国妇产科医师，被誉为"美国妇科学之父"。1852年报告了3例成功闭合膀胱阴道瘘的手术，所采用的手术方法日后命名为西姆斯缝合术。膀胱阴道瘘在当时及在今日的许多发展中国家是妇科疾病中的严重问题。——译者注

"百浪多息在受到链球菌感染的小鼠身上可达到比以前报道的任一其他物质更为显著的化学治疗效果。"多马克一个小时接一个小时地盯着实验小鼠进行观察的细节无疑把剧情推向了高潮，尤其是现在，当人人都知道了在这第一个"抗生素"磺胺药物的发现之后是哪些东西随之而来的时候。

医学发现的戏剧要素有助于解释医学思想史何以继续吸引着读者和研究者。有些故事确实是太好听了，它们被人讲了又讲，哪怕学者们对该发现的所有细节一概质疑也不管用。18 世纪 90 年代末，英国格洛斯特郡的乡村医生琴纳（Edward Jenner）推论出挤奶女工之所以对天花免疫是因为她们已经患过在人身上症状轻微、几乎看不出来的疾病——牛痘。因此他给一名 8 岁的男孩接种了牛痘，发现后来再施行人痘接种的时候这孩子没有表现出天花的症状。由此得到的牛痘接种方法从天花流行的灾难中拯救了无可计数的生命。历史学家追溯了牛痘接种法在全世界传播的过程，不过若是他们问到琴纳的人体实验中究竟发生了哪些事，他所见、所报告、所解释的生物学事件到底是个什么性质，这里带出的问题可也不少。

发现的维度

科学发现的剧情枝蔓伸得很长。一个衍生的问题是科学发现的优先权——谁最先发现的？也就是说，什么时候一个人能让别人看到变革（创新）确实出现了？一个经典的案例是磺胺药物发现之后，抗生素故事接下去的一段：青霉素。或许弗莱明（Alexander Fleming）在 1928 年是观察到了青霉素的若干作用，但有的历史学家主张，真正的发现要算是二战开始时弗洛里（Howard Florey）和钱恩（Ernst Chain）驾驭了青霉素，把它变为可以应用于人体的抗生素的时候。另外一些人希望把迪博（René Dubos）建立的模型作为青霉素发现过程中的关键事件。[①] 关于医学科学每项重大发现的"功劳"真正应属于谁，争论看来一时还不会终结。

　　如同在科学中一样，发现者让自己在尘世间不朽的一个办法是在医学的历史上赢得承认。例如法国外科医师韦尔波（Alfred Velpeau），他在 1861 年故去之前就以韦尔波疝、韦尔波窝、韦尔波管、韦尔波变形和韦尔波绷带等命名著称于世。20 世纪后半叶，各大实验室之间为了实现像合成胰岛素等有机物质这样的飞跃而进行的那些广受关注的竞赛，挑起了很多场优先权纷争，也让人们认识到了研究人员的利害所系。为了声名的不朽，一个人倒不必须以自己的名字命名什么，只要名字被历史记载为"发现者"也就够了。

　　绝大多数医学创新另外还有一个构成好故事的要素：它们具有明

86

---

　　① 弗莱明，伦敦圣玛丽医院细菌学系主任，1928 年意外观察到青霉菌在培养皿中抑制致病细菌生长的作用，并于 1929 年在《英国实验病理学杂志》上发表论文《论青霉菌培养物的抗菌作用》，尔后转向其他方面的工作。青霉素因其化学性质不稳定，1939 年方在牛津大学科学家钱恩、弗洛里和技术员希特利（Norman Heatley）努力下被制成有治疗作用的粗提物；1941 年经美国政府和军方协助，青霉素在美进入规模生产，1942 年 3 月商品青霉素首次用于临床。迪博，美国罗格斯大学农学院博士后研究人员，1939 年在土壤微生物学家瓦克斯曼（Selman Waksman）领导的实验室中分离出短杆菌肽和短杆菌酪肽两种具有杀菌能力的物质，该结果明确提示了微生物间的颉颃作用，并为后来链霉素的发现指出了研究方向。1943 年瓦克斯曼的研究生沙茨（Albert Schatz）和布吉（Elizabeth Bugie）从土壤真菌中筛选出能产生链霉素的放线菌。钱恩、弗莱明和弗洛里三人因发现青霉素共同获得 1945 年诺贝尔医学生理学奖。瓦克斯曼因发现链霉素获得 1952 年诺贝尔医学生理学奖，该次奖项的人选引起争议。——译者注

明白白的益处。防止死亡、减轻痛苦、找到治愈方法，这些是人类永恒梦想的一部分，很多医学工作者帮助实现了这些梦想。一个经典故事是 16 世纪的外科医生巴累回忆初入行的时候在军队中服务的情景。那里所有的外科医生对枪炮伤一概采用标准处置方法：用滚沸的接骨木油浇淋。

> 一次偶然的机会，因为伤员人数太多，我没有这种油了。因为还有几个剩下的伤员需要包扎，我一边要装得什么也不缺，一边又不能不给他们包扎，所以只得敷上了用鸡蛋黄、玫瑰油和亚麻籽油调成的药膏。因为心烦意乱，我整夜睡不着。……我害怕会看见这些没有用滚油炮烙过的人死掉了。所以，我早上很早就起床，探望我的病人。出乎意料，我发现那几个只敷了油膏的人一点儿没感到那种剧烈的痛楚，夜里睡得很好，他们的伤口也没有发炎。……我在各个不同的人身上试验了很多次以后，我一直想，不论是我还是别人，再不应该用滚油浇淋法处置任何受枪炮伤的人了。

由于不论哪个文化和时代，创新者通常都会遇到批评和抵制，这些人常常带上英雄的色彩。人人都喜欢阅读赛麦尔维斯（Ignaz Semmelweis）19 世纪中叶那场英勇的斗争①，他在病原菌学说提出以

---

① 赛麦尔维斯（1818—1865），匈牙利医师。1846—1847 年他在担任维也纳 Allgemeines 医院产科助理医师时认识到所在产区产褥热高发的原因乃是穿梭于病房和尸检室之间，且检查病人前并不洗手的医师和医学生们。他提倡用漂白粉溶液洗手，显著减低该产区的产褥热发病率。然而赛氏的理论遭到同行激烈诋毁，他本人因此郁郁寡欢，最后在一家精神病院中去世。——译者注

前便坚持说是没有好好洗手的医师们把产褥热从产妇传播给了其他的产妇。他的死是悲剧性的，但被他的教诲挽救的那些产妇的生命替他收复了失地。许多人还知道 1900 年黄热病病因的发现怎样造就了为证明蚊子是该病的虫媒而在实验中献出生命的英雄们。历史学家知道更多这种悲欣交集的故事。卡里翁氏病根据一名普鲁士医学生卡里翁（Daniel Carrión）的名字命名，他在 1885 年用该病的病原体给自己接种。他表明了这种热病的两个不同型其病原体是同一的，然而他自己死于这感染。立克次氏体病据以命名的立克次（Howard T. Ricketts）解开了落矶山斑疹热的秘密，但四年之后的 1910 年，他却死于立克次氏体病中间的一种——斑疹伤寒，这是他当时正在研究的疾病。

87

扩　散

创新的另一条脉络是它的扩散，亦即新思想的传布。事实上，概念和技术在它们散播的过程中会获得自己的生命。19 世纪的医师们陆陆续续理解了细胞病理学的时候是个什么状况？消毒手术和无菌手术在一地或另外一地怎样被纳入医疗实践？20 世纪晚期为什么会有这样多的人发现了——或无法发现——胆固醇的害处？

医学思想通常有明确的定义，医学中的发现及其传播追踪起来也相对容易。从启蒙运动开始，研究者们便经常点出把他们引向目前工作的文章的名字，到了 20 世纪的下半叶，《科学引文索引》（*Science Citation Index*）让人们能够找到绝大部分在主流医学文献中进行过文章引用的作者。

追踪知识传播的另一个方法是看一看哪些人有发扬他们思想的门人弟子。这些学术谱系是无尽的宝藏。最著名的例子可能是这一个：前文提到过的解剖学的伟大创新者维萨里，他的学生和继承人是法洛皮欧（Gabriel Fallopius，1523—1562，至今仍以描述了法洛皮欧管 ①而知名）。法洛皮欧又是法布里丘斯（Hieronymus Fabricius，1560—1634）的老师，在法布里丘斯首次描述了静脉瓣的时期，哈维（William Harvey，1578—1657）正跟随他学习，静脉瓣对于哈维的血液循环理论至关重要。

正如学者们所知，其他地方也有研究者的学派繁荣兴旺。一些旨趣相投的小群体集中在一个地点，就像 19 世纪晚期的剑桥生理学派那样，其他一些群体在地理上是分散的，但每个学派统一于他们的学术取径、思想观点、特定的治疗方法，或是某种专门的技术，最明显不过的例子大概就是放射学了。

历史学家能够研读创新者留下的文字。不过若要发掘出它们的读者或曰受众是哪些人，学者们就深觉棘手。早期医学史的研究者们通过形形色色的抄本追溯了希波克拉底和盖仑的希腊文医学著作。但随着这些文集从手抄本进入印刷形式，便于阅读的拉丁文印刷品（相对于希腊文而言，更不要说阿拉伯文）催生了大量评注，这些评注生动地体现出文艺复兴时期的医师们如何借着引经据典来把新的因素引入医学。首先，阅读拉丁文的医师和其他识字阶层成员比阅读希腊文的人多得多，因此全欧洲的人接触医学文献比原来容易得多（一位荷兰评注者在 1627 年断言，一千个医生里只有一个能从希腊文阅读盖

---

① 法洛皮欧管，fallopian tube，即输卵管。——译者注

仑）。其次，医师们得以在评注里援引盖仑医学的传统来为创新，例如新药物或放血的正确位置，提供支持。至于回溯古代医学文献在不同时期以什么方式——哪怕知识传输中出现差错，或是创新者小心翼翼地作出一副循规蹈矩的模样——引出了不同类型的医学，学者们在这个方向上还有很多工作要做。

更晚的时期，受众问题依然存在。是谁在什么时间知道了威瑟林（William Withering）[1]18世纪晚期的发现，就是说毛地黄，其中含有洋地黄苷，可用于治疗水肿？又是哪些私人联系和发表的文章让比尔罗特（Theodor Billroth）[2]在19世纪80年代说服医生们相信对胃癌可以施行手术治疗？

衡量受众面的方法之一是问一问：这个思想怎样改变了医学实践？医院的医师们以多快的速度采用了某种药物（例如，1869年引入的水合氯醛）、技巧和技术（例如新的缝合方法）？有人提出西医使用的注射针头之所以被中国人轻易接受，是因为中国的行医者和病人在这之前早已习惯了针灸。

这个医疗实践改变的问题同样可以适用于医学中更广义的路径。当代收获最丰硕的研究之一是看看对治疗方案做出的数字化或统计性的报告占有什么地位。巴黎的皮埃尔·路易（Pierre Louis）[3]测验了

89

---

①　威瑟林（1741—1799），英国什罗普郡开业医生。对药用植物素有研究。1776年从当地民间获知毛地黄可治疗水肿并就此问题开展实验，1783年毛地黄被载入《爱丁堡药典》。干毛地黄叶的提取物洋地黄苷具有刺激心肌的作用，今天用于治疗心力衰竭。——译者注

②　比尔罗特（1829—1894），德国外科医师。消化道外科手术的创始人。——译者注

③　皮埃尔·路易（1787—1872），法国医生，率先将统计方法用于临床疗效评估。——译者注

放血法对于肺炎患者的疗效，那么19世纪早期究竟有多少行医者以他的工作为依据，确实改变了自己的诊疗实践？或者看看20世纪中期，对照临床试验的影响又是如何？另一条富有成效的思路是看一看图和表格最初怎样出现，后来又怎样不仅改变了医生们看待疾病的方式，也改变了他们看待病人的方式。

当"变化"和"进步"带有正面色彩的时候，治疗者们喜欢明确说到自己怎样自觉地传播了新思想，历史学家们，尤其是研究晚近时期的学者，从这些回忆中获益良多。一份很经典的材料是荷兰医生科尔夫（Willem Kolff）回忆他在1943年的时候如何为了制伏急性肾衰而发明了人工肾。照历史学家派茨曼（Steven Peitzman）的说法："这是英雄的、简直可以说神话般的故事，在战乱和绝望之中，凭创造给予生命。"1945年以后，科尔夫积极游说同侪试用他的新机器，很多人做出回应，发展了相关概念和技术，但也有其他的专家反对这机器——据派茨曼说，常有充足的理由——而故事的深度进一步增加。

现代医学史的研究者经常能够记录到要作"进步"队伍一分子的信条具体怎样推动医学创新向外扩散。比如，儿科医生阿布特（Issac Abt）描写过白喉抗毒素在19世纪90年代早期来到芝加哥的情景：

　　　我的一位全科医生朋友希望立即与我通话。当我终于在电话中听到他声音的时候，他的嗓音因为着急变得尖锐。他告诉我，他有一名毒性白喉患者，除非冯·贝林（von Behring）新发明的抗毒素能有些效果，否则他怕这孩子恢复的机会渺茫。他希望由一名儿科专家来给药，问我能不能马上到病人家里去。……当时

全国能找到的药物都是从柏林的科赫实验室进口的，冯·贝林不
久前在那里发现了这种药。我知道在全芝加哥只有一位药剂师可
能有点儿存货。谢天谢地，他刚刚进了很小的一批货……但当我
抵达患儿家中的时候，他已经生命垂危了……我给他用了白喉抗
毒素，我们等待着……我俩以前谁都没有见到过这种药的效果。 90
患儿静静地躺着；他的皮肤发青，他的脉搏微弱，但是他熬过了
那一夜。早上他的体温回落了，呼吸逐渐规律，双唇重又现出了
血色。……接下去的几天，我们看到他迅速而顺利地复原。

关于首批"奇迹"疗法中的一种怎样传播开来的这段第一手资料
表明了，19 世纪晚期的两位医生和一位药剂师是怎样相信自己应该知
悉"最新近的"实验室和临床的"发现"。

追根溯源

在创新和扩散的各种模式之外，我已提到过医学史工作者采用的
另一条主要门径是把概念和技术经过的路线标记出来——追根溯源。
追溯不管哪个时代的思想，一直追到一串发现为止，这是极有乐趣的
事，而且即使对于那些不相信所谓"发现"的学术界的老手来说，这
也是必须迈出的第一步。举例说，要找出化学分子怎么获得了像"雄
性激素"或"雌性激素"这样的性别，我们必须追踪导致这一概念形
成的科学报告。假如知道怎么读的话，科研人员为了给化学分子找到
性别所费的力气准让你忍俊不禁。

不仅如此，这种情况下对起源的追溯和对见解的追溯都能揭示出

重大的戏剧情节，就像在激素一类概念形成的初期，1889 年，著名医学科学家布朗－塞卡尔（Charles Edouard Brown-Séquard）在 72 岁的高龄给自己注射了荷尔蒙制剂（动物睾丸的提取物），得到如下有趣结果："此后几天，我身上发生了剧烈的变化，再后来尤其厉害……我至少恢复了很多年前的全部力量"，并且据他报告，他又能蹦跳着上楼梯了，这是他已多年不做的事情。尽管很不幸，后来的研究者并未重复出他的结果，然而科学和治疗学到底从布朗－塞卡尔做出贡献的这条研究路线上获得了巨大的益处。

91　　为寻找今天有关健康和治疗的思想根源而翻检往事有其积极意味。不过我在下面也会再次说到，职业历史学家相信，假如唯当前的马首是瞻，会让一个人在试图理解过去的时候迷失方向。可是大多数——按篇幅来说是绝大多数——当代的医学史研究起初都是想要知道某一项医学进展最开始到底是怎么来的。单纯从好奇心开始，对疾病和治疗史产生了兴趣，这种事的常见程度绝非我们夸张。某一概念或某一做法怎样产生？导管或其他器械投入使用多长时间了？医学思想家们如何从 19 世纪早期的"卡他性黄疸"的提法逐渐过渡到 20 世纪晚期的病毒性肝炎？

　　有时这种探询会有令人吃惊的回报。人人都知道当一个人受伤并出现休克的时候，标准的急救手续之一是给伤员保暖。有人曾想通过调查找出是哪项科学发现导致了用毯子遮盖伤员的做法——结果发现它的根源不在科学，而是一项从来无人想到去质疑的医疗传统！（幸好这项传统后来发现是有益的）。再举一个谜底不同的例子，早在 1745 年，英国医师赫伯登（William Heberden）就向人们揭示，他的 18 世纪同行们援引的古代权威在配制"解毒药"和"耐毒药"的时候用的其实都是简单的材料，如芸香、盐、无花果和坚果，而不是后世医生玩弄花样加上的骷髅头上的苔藓和螃蟹眼睛之类的东西，他借此把当时某些人拿来唬人的所谓传统药方好好取笑了一番。

注目往事以寻找后世信念的起源，有时可以从昔日的医疗实践说起。比如说，研究 19 世纪的学者频频遇到某些药方被人们提起。他们马上要问：某种特定成分（如催吐的常用药吐根）是怎样进入标准用药行列的？它是古代还是现代的药物？它的用法与最初是否一致？同样的问题也经常针对技术、器械和公共卫生策略提出。清洁街道可以防止疫病传播的想法（在 18、19 世纪十分普遍）源出何处？

历史学家也询问为什么某种思想、技巧或技术在医学中没有得到响应，或是失掉了响应者。有一些提法所依据的病例太少了，以致它们最终失去了可信性。其他一些提法失去可信性是因为观念的变迁，就如同精神疾病可以追踪到像脓肿牙之类的局部感染的那个有名的想法（20 世纪初一度很有市场）。19 世纪早期当著名法国医师布鲁赛（François Broussais）还在世的时候，就有些人嘲弄过他的观点，布鲁赛相信一切疾病都是发炎，可以通过水蛭吸血逐渐得到缓解。

如上一章所说，疾病史的主干是回溯证据随时间的变化，一直回溯到对某种疾病的首次诊断，然后在文献中跟踪人们对这整套症状的理解。不过剧情的重点也可从疾病的概貌转移到面对疾病的人们的思想进程。我们可以把古代文献里描述的疾病，例如"跌倒病"癫痫拿来追溯。后世的思考者认为他们的所见是什么？对于实在情形如何，以及什么做法能够控制和治愈这一综合征，19 世纪晚期的神经生理学家和医生们自有高见。更晚近的医生们应用了新的化学修饰剂，再次发展出新的解释——至今还在进行。

临床表现非常复杂的疾病拥有特别丰富的历史，从中可得到许多启发。心脏病史的研究者在追踪医生们如何逐渐理解心脏是怎么出了毛病这一方面所做的工作非常不错。但是这些研究者不得不处理类似以下的问题，例如心脏病病死率表观上的高涨和下落。实际的情形是怎么回事？像"易激心"这种说法在 19 世纪 60 年代是实实在在的诊断吗？以心脏病为代表的整个的"功能病"（上文已述，是没有同时可检出的器质性改变的一类疾病）谜团让医生们困惑了一个世纪，至今它也没有得到解决。

93 随着我们在历史长河中寻绎智者们有关不同疾病的种种想法，疾病观的一个特异之处便会浮现出来：所有文化中几乎所有的疾病定义都带有关于原因的推断。描述症状是一回事。发展有关病因的观念是另外一回事。而正是病因的观念在主流医学思想家中间有着最大的变异范围。古代的学派以外，近代早期每一种重要的体系——例如医化学学派（将一切疾病解释为化学过程），或是爱丁堡的卡伦（William Cullen）和布朗（John Brown）的体系 [①]，它教导说疾病是躯体受激或紧张导致的一种普遍状态——无一不曾让大学者们倾注毕生心力。当然了，医学学派或医学体系要涉及有关健康躯体的假设——正如所有关于病因的推断一样。

---

① 卡伦（1712—1790），苏格兰内科医师、医学教育家。在格拉斯哥和爱丁堡两地长期担任内科学和化学教授。首创在医学院讲授临床课程，也是在大不列颠用本国语讲授医学课程的第一人。他和布朗分别提出的两个医学体系假定一个平衡正确和受激适当的神经系统在维持人体健康方面起到关键的作用。布朗（1735—1788），苏格兰医师，卡伦的学生，成名后与导师为敌。他用"兴奋"解释病因的理论在德、意、美洲殖民地影响甚巨。——译者注

学者们因之写到了健康与疾病史里很多要素的起源。我已经谈到过，我们今天的信念带出了关于身体观和疾病概念史的各种问题。近年医学史家们开掘出来的一件比较有趣的事情是保持身体健康的观念如何发展。20 世纪晚期（甚至更晚！）的人们知道有一些为保持健康需要遵守的基本规则：规律作息、好的饮食、适时排便、呼吸新鲜空气、锻炼身体、避免压力。不难把这些观念追踪到 19 世纪晚期和 20 世纪早期的消灭结核病运动。更往前推，我们可以在 19 世纪早期那些希望与自己心目中的自然和谐共存的人们的健康守则中找到它们。最后，可以把这同样一组健康生活的守则回溯到古代，那时盖仑和其他人把它们概括为"非自然"因素，指的是一个人对自己身体所做的非自然、非本然的事情。

这些照料躯体的律条，实行的方法两千多年以来倒是没有什么改变，今天益发被许多受过良好教育的人奉为法宝。但它们所依据的推理，从生理学观念的角度来说，多个世纪中真是变化匪浅，从"体液"到"系统"，到退化理论，到病原菌学说和免疫学说。疾病观同样也在演变，它到 19 世纪时已经衍化出了各种模型：寄生虫病、遗传病、环境病（"瘴气"）、中毒，最后少不了病原菌学说和生物化学的新概念。有关疾病及其原因的争论向来活跃。我们还可以更进一步询问为什么医生、其他治疗者和一般公众在不同的身体问题面前采取了某种态度和特定的行动。历史记载继续告诉我们很多很多内容丰富又极有人情味的事件序列。

与疾病观及医生和患者的行动密切相关的一个问题无疑是公共卫生措施。政府及其他团体的行动遵从着关于疾病的不同信念。为数众多的历史学家仍在考察 19 世纪中期关于黄热病等一系列疾病是不

94

是接触传染的争论。由于当时双方都握有证据，他们可能永远也说不清。每一方的信念都牵连到重大的后果，不仅是在个人生活方面，更在大规模社会动荡和官方举措方面，比如说关闭一个繁忙的口岸。

我们有追根溯源之类问题可提的另外一个领域，是在认识和预防疾病尤其是传染病的时候采取的那些标准措施。海港检疫在什么地方发展起来？它起作用了吗？历史学家仍在辩论不已（处理动物传染病的暴发的决策者们也在辩论，且不说其他人）。总体的清洁卫生真的对健康有利吗？人们怎么会开始认识到动物媒介如蚊子和虱子是某种疾病传播的必要条件？

许多医学史工作者把主要精力用在重建并追溯技巧和技术——与概念相对而言——演化的步骤。每一项外科技术都有自己的历史。外科史的研究者一度是医学史家中间最惹人注目的一群，熟稔外科学旧貌的专家们至今还是很活跃。修复技术的起源既有机械史又有思想史的诱惑力。截肢以后如何止血？或者，像 18 世纪外科医生争论的问题：应该沿哪个方向，从前方，还是从下方，切开膀胱取出结石？19世纪和 20 世纪外科的创新可谓源源不绝。在每一个事例里总有个外科医生发现问题并尝试解决它。

古巴比伦和古罗马时代遗留下来的器械给外科医生们增添了强烈的职业使命光荣感。从古至今，柳叶刀的造型几乎没有变化，别的基本器械也一仍旧贯。世界各地博物馆中展出的系列器械告诉人们，尽管时移地异，外科医生那些共同的东西在过去、在现在，却都是那么的多。

不过，博物馆的展品也告诉我们技术随时间推移怎样愈益复杂化，也让外科医生更能施展。就在刀具和探针旁边摆放着麻醉用具，乙醚、一氧化氮和其他的麻醉药都曾经通过它们施用——让复杂得多精细得多的各种外科手术成为可能。到了 20 世纪，日益充斥手术室的各项技术真是令人咋舌。

当然，叙述技术创新还有很多其他的方式。即使像输血这样直截了当的手续也能把人引到各种意想不到的方向上去。不仅血型首先需要检定（本身即是一段极其复杂的历史，以免疫学家兰斯泰纳［Karl Landsteiner］一战以前发表的文章为核心①），而且所有早期的，甚至可以回推到 19 世纪之前的成功与不成功的尝试，都需要梳理清楚。

技术方面进行的最富戏剧性的创新之一是从叩诊到听诊器再到后来一系列诊断器械的转变。在这个例子里，技术的应用从根本上影响到了医学观念的形成。1761 年，医生莫尔干尼（Giovanni Morgagni）②出版著作，描述了疾病的症状和进程如何可以联系到尸检时在病人身上找到的特定位置的病理损害。在这同时，奥恩布鲁格（Leopold Auenbrugger）引入了叩诊的概念③，即敲叩胸部发出的声音可用来判断肉眼看不见的胸腔积液的情况。然后到了 1816 年，巴黎医生雷奈克（R. T. H. Laënnec）收治了一位胖姑娘，她看起来挺健康，但雷奈克觉得她很像是有病，想到要把耳朵贴在一位年轻女郎的胸部来确定

---

① 兰斯泰纳（1868—1943），奥地利病理学家和免疫学家。1900 年发现人类的 ABO 血型系统，使安全输血首次成为可能。——译者注

② 莫尔干尼（1682—1771），意大利医生。现代病理解剖学的奠基人。1761 年出版病理解剖学的里程碑著作《由解剖观察诸病位置与原因》。——译者注

③ 奥恩布鲁格（1722—1809），奥地利医师。他是酒商之子，从医以后将酒栈中习用的敲叩木桶判断存酒量的方法移用于诊疗，发明了重要的物理诊断方法叩诊法。——译者注

96 自己的怀疑，雷奈克觉得颇为不便：

> 我回忆起一个人们熟知的声学现象：假如你把耳朵贴在木条的一端，在另一端用别针刮搔的声音就听得特别清楚……我拿了一张纸，把它卷成很紧的一卷，一端放在心前区，另外一端紧贴我的耳朵。我感到既意外，又高兴，因为跟直接用耳朵听的方式相比，我能听到的心搏比以前任何时候都清楚得多也干脆得多。我立刻明白这东西会是个很有用的方法，不仅对研究心搏有用，而且对研究胸腔内部发出声音的所有此类运动都有用处。

雷奈克发现，借着后来很快进化成听诊器的这个器具，他能够发现不管是病人自己还是其他人都看不出来的身体内部一些变化的征象。这是一项激动人心的创新，它正如历史学家指出的，意味着医学上一条全新的途径。的确，1850 年检眼镜出现了，接踵而来的是1857 年出现的喉镜，二者都进一步揭示了体内许多隐蔽的过程。然后 X 射线又揭示了更多。每一个例子里，不仅技术是新的，而且对生理过程和病理过程的思考方式焕然一新——这反过来导致了更其多样的技术创新。

知识的条理化

19 世纪和 20 世纪期间，经常被共同的仪器和科研取径联系在一起的生物医学家们发展出各种不同的研究风格。例如德国的埃尔利希（Paul Ehrlich），他在 20 世纪之初想要找到一种能给显微镜下的梅毒螺旋体着色，对病原体可能致命而对人体无害的染料。他着手测试了他能找到的所有试剂。到了第 606 号样品的时候，他发现了一种能治愈那可怕灾难却又不一定会杀死患者的物质。这是拷问自然的诸种途径之一。这样的实验室研究取径产生于何时何地？

熟悉一系列现代研究途径的人也有同样的疑问，即这些门径从何而来。近年的历史学家察看过对照临床试验一步步发展的过程。其他人察看过开先河者如 19 世纪的巴斯德和贝尔纳（Claude Bernard）的实验室记录——发现创新者发表的文章未必能反映实际发生过的事情。然而记录本里记载的工作毕竟带来了很说得过去的知识，经常还继之以令人瞠目结舌的治疗学成果或预防医学的成果。

今天，绝大部分的医学史是在现代医学分科的范围内写作的。典型情况是某个人忽然遇上了前人曾经建议过的一类诊断、一种疗法或什么其他的做法。我说过了，一个思维活跃的人很容易会问到今日的思想和实践的某个部分从何而来。是哪个人首先弄清怎样切除肠管的一部分便可以让切口缝合后不会再撕裂？外科医生怎样解决了胸腔手术中避免肺组织萎陷的难题？谁制成了海洛因，临床医生们如何确定了它的用处？绝大多数人听说过哈维证明了血液是循环的，但与淋巴系统有关的所有那些发现又是怎么回事？这些问题中的每一个都能够，大概也都应该，通过考察现代医学分科中的一个或几个而得到解答。

把医学史组织成每一专科历史的做法始于 19 世纪，当时的医学院教师为了授课方便，开始把医学的主题分解细化。这些人和其他一些人把医学视为各个专科的集合，自然每个专科各有自己的历史。解剖学、医学化学、外科，它们长久以来都是独立的教学科目，渐渐地

97

眼科和治疗其他器官的专科也有了自己的课程。治疗特定人群的科别，如儿科、妇科甚至运动医学，还有上文提到过的、以特定技术为基础的较晚近的科别如麻醉科、放射科和显微神经外科，后来也都拥有了自己的教学内容。

98　　　鉴于每一专科都以特定的知识体为基础，这部分知识的历史便有可能从一般医学史当中抽离出来，因此每个领域的从业者对于他们自己的根源有特定的明确的质询。第一个小儿科医生是谁？某个文化或某个地区内第一个专门从事小儿科的医生又是谁？比这要根本得多的问题是：每一医学专科据以建立的知识怎样成型，又怎样被组织成了当时的样子？

即使亚专科也可以有自己独特的历史。自古迄今，著作者们发展关于肺病的概念时经历了哪些步骤？青春期疾病呢？癌症呢？每一个亚专科之内的每一组概念代表着一种不同的挑战。

确实，今天的历史学家追踪的不仅仅是按照现代专科或旧日专科划分的思想史，更是当年组织知识的方式与今天的相异之点，而且这种差异多多少少总会导致别样的意义。很长一段时期，梅毒一直被放在皮肤科里（当然了，梅毒下疳是皮肤症状）。皮肤病的领域在其他专科医生声明梅毒是一种慢性全身性感染的时候完全发生了转变。至于更深层次的问题，坎宁安（Andrew Cunningham）近来提出，把生理学史追溯到 17 世纪的哈维身上的那些历史学家们误解了早期的作者，也误解了当年他们的同行解读他们的方式。在较早的世纪里，对身体行使功能方式的探索大部分在传统解剖学的框架内进行。生理学代表着另外一种更加理论化的取径，而且直到 19 世纪，到了更接近于现代生理学的各种概念被归结在它今天的名字和定义之下的时候，生理学才嬗变成了实验室的研究。可是，急于给现有的专业找到根源的学者们坚持要把科学医学早期的工作解读成似乎它们自觉地预见到了以实验室为基础的还原论的科学（认为所有生理过程都可以还原到化学和物理学）。[5] 怪不得围绕着哈维和其他人工作的意义一直存在那么多的争论。

专科史当然是从后世思想观念的角度向旧日逼近的极限情况。胃肠病学的专业水平与下面这段古代文献里的散漫观察相比何啻霄壤，后者说道："季肋区［肋骨下方的腹部区域］如有坚硬疼痛的肿块，如它占据全部季肋区，是非常不好的；如它只处在一侧，则在左侧时的危险性较小"（据希波克拉底）。在汉谟拉比时代的巴比伦，以及在其他许多古文化中间，人们期望医师不仅通晓医学的全部，还得知道如何将医学知识应用于家养动物，也就是后来的兽医学。

"现在史"（"Presentist"History）的若干问题

通过质询医学知识、医学信念和医学实践的起源，数量浩繁的迷人史学研究涌现出来——如我说过的，未必都是当代的知识、信念和实践。历史学家把他们的成果串联成引人入胜的叙事，谈到了解剖学／生理学、疾病、治疗、预防、流行病学以及生物医学研究中的种种思想。所有这些都是思想的历史，更是创新的历史。

不过医学史家通常尽量避免做成"现在史"，这指的是从现在的观念开始向过去回推的历史。这样的历史有可能错失了当年思想者们踏过的迂曲旁路和死胡同的尽头。为了避免现在造成的偏差，历史学家努力理解过去的人们如何思考。如此，研究历史的时候就要假设很

99

久以前的人们正如今天的人一样聪明。他们遇到问题，他们找到思考问题和解决问题的方法。只不过他们看待世界的方式和我们不一样。这就是试图"进入昔人头脑"的医学史家所采取的门径。

"现在史"有可能导致曲解甚至谬误。像18世纪欧洲的医院（很小的慈善机构）或医学教育（以学徒制为核心），要是我们试图把它们塞进19世纪晚期以来为人所熟悉的那种完全不同的模型，那就根本没办法理解它们。不仅如此，"现在史"还会抹煞许多最优秀的思想家——后人也许会说成犯了"错误"的那些人。19世纪中期那些很好的医师、很好的科学家和通达事理的观察者，他们怎么会认为疫病是不传染的呢？假如我们当时是拿疟疾和黄热病这两种截然不同的疫病作为流行病的范例来考虑，那么证据会明明白白地告诉我们，它们都不是从人到人传播的——而且海港检疫恰好没有用处。

"现在主义"的立场还会忽略一些短处非常昭著的思想家，就像19世纪早期巴西的那位名医，他注意到在钢琴进口量增加的同时，肺结核的发病率上升了。他把这两件事联系在一起，得出结论说存在因果关系使得弹奏钢琴引发肺结核。更晚的时候，有些热心人相信自己发现了导致秃发的病原体。每一位这样的思想者其实都是医学史的一部分，他／她的思想演变能够帮助我们了解历史上的其他人。

历史学家们特别小心不要仅仅因为过去的哪一种信念与今天不符，就给它贴上"谬误"的标签。过去的信念在过去都据有一席之地。治史者力求做到的应是理解过去，不是为了拔高现在而将过去贬低。昔年的治疗者、病人和公众都配得上尽力而为的人们应得的那一份敬意。

既是著名医学史家又是执业医生的达芬（Jacalyn Duffin）曾经写

到她内心的反应，那是当她遇见人们对早年使用放血、泻下、大剂量毒性药物等峻烈疗法的医生进行抨击的时候——抨击者暗示以前的医生经常用烈药杀死病人。"这一类的故事激怒我"，她在写到有人断言美国总统泰勒（Zachary Taylor）的医生在试图治愈他的过程中实际上是毒死了他的时候说，"作者假定患者没有求医问药和没有接受放血治疗以前病情并不严重，假定病情对他的死没有作用……[今天的]化学疗法让病人呕吐、脱发、免疫力下降——可是我还要说一句，它也让肿瘤缩小了"。[6] 过去和今天的医生都努力提供自己时代所能得到的最好的东西。真正有意思的问题在于：什么样的信念和环境导致他们像当时那样作医生？

以昔人之眼观照昔日

通过探索不同地方的人们旧日把他们的治疗活动予以概念化的方式，可以学到很多东西。为什么一个认真负责的好医生会给腹泻病人开出泻药？为什么 1941—1942 年间的医生们要相信将一种霉菌的产物（即使他们给注射液取了个漂亮的名字叫青霉素）注入病人的血管便能够止住致命的感染？为什么郎中珀金斯在 18 世纪 90 年代的时候认为把两根金属尖状物指向病源的部位便可以治愈疾病？人们又为什么会相信他？

仅仅是重温昔日疑难解决者的奋斗历程也能督促今天的工作者保持头脑开放。当 20 世纪中期的一个研究小组想要表明 Rh 血型在家族中必然按照确定的机械方式传递的时候，他们感到非常困扰，因为总会出现大约 10% 的无法解释的误差。科研人员最终弄清了怎么回事：

原来这不是自然界的什么鬼点子，而是有相当数量的孩子被说错了父亲！

历史学家尽可能地通过问题解决者的眼睛观看挑战和应战。尤其令人激动的是，观看一件熟悉的材料时突然从新的角度——与今天不同的角度——理解了它。不久前，奥尼尔（Ynez Violé O'Neill）重新观看一幅人们熟知的中世纪绘画。这幅画看起来描绘的是粗鲁地摊开的人脑，反映着那个时代的愚昧无知。但是当奥尼尔把这幅画与现代的文章及其他图解联系在一起的时候，她猛然明白了这幅画表现的是那个时代的医师怎样有意剥离开大脑的表层（就像人们剥开橘皮一样）以确定该器官的解剖结构。此外，假如再读读同时代的医学著作，还很容易看到当时的诊断和治疗建立在由此得到的解剖结构的基础上。确实，当她按照 13—15 世纪文献的线索把拼图的所有碎片都放好的时候，她证实了当年的医生有着建立在他们对实证结果认识基础上的一套合理的治疗程序，她还说明了剥离大脑表层的解剖法比历史学家们此前相信的要早了两个世纪。[7]

像奥尼尔这样的历史学家所发现的是：假如一个人把现在抛在脑后，只向古文献询问自己是否准确理解了它们所说的，得到的答案能够改变我们关于过去的知识。因为过去不仅很复杂，而且有别于今日，经常还与今日大相径庭。了解这些区别可以给后世的研究者——和医学史的其他读者——带来巨大的智慧。

试着进入昔人头脑的过程中，尤其让人着迷的是重新试做他们书写过或描画过的事情——而骤然见出最初的研究者并未发现的其他维度或其他因素。马克斯（Harry Marks）最近指出，尽管揭示糙皮病本质属于营养不良的那项工作的确了不起，但最早的研究者们并未打算

102

把种族、阶层、性别等等给 20 世纪初以来的统计学增添了那么多内容的种种因素考虑在内，虽然他们本人对孤儿院孩子们遭受的痛苦感触至深。[8] 预防医学和公共卫生的其他经典之作也总有可能做深一层的研读，尤其是关于病原菌学说的历史和关于斯诺对霍乱的研究。老故事总是可以讲出新花样。

正如很多代的好历史学家业已表明的那样，医学思想史可以讲成好听的故事，内容经常还很丰富——不论那思想是抽象的还是基于行动。金鸡纳树皮 17 世纪初首先在秘鲁的利马用于治疗周期性发热。它的缘起隐没在神话和亡佚的文献之中，但是来到秘鲁的传教士们把这种树皮当作"验方"带回了同样饱受疟疾肆虐之苦的罗马。从此别的药都不需要了。有的历史学家认为，17 世纪伟大的临床医生西登汉姆采用"耶稣会士树皮"作为验方，肯定削弱了盖仑医学体系的绝对权威。金鸡纳树皮的主要活性成分奎宁在 19 世纪提取出来以后，被当作通用的兴奋剂和治疗"热病"的万灵药。从进一步的精炼提纯到推向市场，再到迟至二战时期仍具备的军事上的重要性，到寻找替代它的合成物质，直到 21 世纪初疟疾的科学史和社会政治史，奎宁的故事延伸到历史的各个维度。一种简单的药物就这样衍生出了人们至今争执纷纷的复杂历史。

展露医学思想的底蕴

站在过去的立场看待过去，医学思想的底蕴——让我们能立足观看现在、将来以及过去的种种信念的底蕴——在我们眼中就会变得清楚多了，比社会人类学家惯用的比较方法所能够揭示的智慧更进一

103

步。例如南亚的阿输吠陀医学，它一直是争论的对象。那么在任意一个时间点上，是哪些理由可以让一个人来争辩阿输吠陀医学的某种型态最纯正或最真实，尤其是晚近的时代，当行医者应现代社会之需调整了他们的诊疗实践的时候？

医学思想史确确实实能够展示医学知识抽象概括的不同层次。有时一些不起眼的小技巧、仪器的稍许改进，便使得诊疗工作大为简易，例如让体温计的水银柱停留在读数的最高点。但是也存在大规模的观念重塑和大方向的扭转。19 世纪把疾病定位于局部带来了哪些影响，人们认为病灶本身是疾病之源呢，还是它所在的部位构成并决定了疾病？

104 并且，随着关于疾病的思考进一步开展，卡特（Codell Carter）指出医生们更喜欢问的问题不再是什么东西导致了流行性腮腺炎，而是为什么这个人会得流行性腮腺炎？[9]焦点因而从疾病转移到了病人的身体以及免疫机制上面。这类的剧情可以从思想观念的推移去解读，也可以从眼界的改变，或从创新和发现的角度去解读。我们大概用不着再指出，这一类医学思维在一种文化中越是强大，医学化实现的程度也就越深广。

抽象概括还可以走得更远。比如说，我们现在看得越来越明显，关于偶发疾病（与体质病相对而言）有两种基本的模型，在逝去的年代里轮流占着上风。一种模型认为病因来自体外，典型者如邪恶的精灵或环境中的瘴气。另一种模型认为病痛或起因于体内的失衡或缺陷（如四种体液的学说），或起因于遗传的毛病或倾向性（旧年的解释常常归结到性别）。

只有当我们明白了医学工作者和医学思想家怎样在这两种基本模

型之间来回摆动，我们才能充分领会为什么 19 世纪晚期病原菌学说的反对者们经常变得情绪化。假定看不见的外部因素入侵人体导致了疾病，这简直是神秘主义，是向着久已被抛弃的思维模式——必须通过宗教或巫术手段被除侵入身体的邪恶精灵——的大踏步倒退。简而言之，最顽固的医师和科学家们反对病原菌学说的理由很有可能，并且实际上常常就是因为这个学说带着一种不科学的色彩。

另外一种纵观各种陈年往事时会清晰地浮现出来的基本模式是"治愈"这个观念在人类社会中占据的强势地位。处方在诊疗活动中的核心地位或许最好地说明了人们非找到治愈方法不可的顽强心态。迪奥斯科里德斯（Dioscorides，公元 1 世纪）[①]的一份药方及其对接骨木的推荐后来多个世纪里一直被人引用："对于积水病，也就是水肿，可服用这种植物……煎汁饮用可遏止初起的水肿。同样服法对小便不通及肠绞痛也有益处。"民间医药和其他的权威来源还可以提供更多药方。像治眼睛痛："取藨草的根部捣烂，用马尾衬布绞汁，加上盐，将其挤入眼部。"到了 21 世纪，人们仍然跟着广告服用治头疼或者治流鼻涕的商品药，再不就依赖医生的正式处方。

医疗人员和医疗机构的宗旨总是在病痛露面以后才与它打交道。大家认为医师应治愈有病的人，不是治疗没病的人。不错，人们也会建议保持个人健康甚至建议采取公共卫生措施。可是不论宗教医学还是科学医学，医师的作用总是治疗已经存在的疾病，矫正偏离了社会

105

---

① 迪奥斯科里德斯，希腊人，西方医学中第一部本草（materia medica）的著作者，曾在罗马皇帝尼禄的军队中担任外科医生。他撰成于公元 1 世纪的本草收录了 600 种左右的药用植物及植物成分。——译者注

的病人角色。

具备了这样的认识以后，一个人才能充分理解多少年来绝大多数
医师怎么会忽略了公共卫生——与治疗相对的预防工作。这本来不是
他们的职责。同样，当一些医师就预防措施正式提出建议的时候，他
们经常发觉专业地位并不能帮上自己多大的忙，因为有很多其他人对
有关的社会经济文化措施也颇有兴趣。中华人民共和国成立初期，政
府官员曾运用公共卫生运动作为医生缺乏时的对策，也作为把一盘散
沙的国民团结起来的政治手段。

尤其是，只在某种残疾或灾难袭击了社会以后才对它采取矫正措
施，这种低效能的模式却是医学模型的一部分。今日的社会批评家指
出现代社会巨大的卫生投入主要流向人们患病以后采取的那些经常无
效的措施——肺癌就是一个例子。21 世纪的治疗说不定与 17 世纪从
虱子咬到瘫痪无所不治的各类药料配成的成堆的处方一样不高明。人
们总是盼望找到包治包好的神药，那就不用费事去做预防了。

考察过去人们所作所为而获得的智慧有时具有永恒的意义。人
们怎样对待死亡？人们怎样对待濒死者？就人们所知的死亡的通常
历程而言，他们怎样对待可能死去的人？塞尔苏斯（Aulus Cornelius
Celsus）① 在公元 1 世纪时写到面容僵硬、冰冷麻木、呼吸困难的濒死
病人，注意到："有些人在第一日死亡，有些人继续存活二到三天。"
就连史密斯纸草文（埃及旧王国时期，约公元前 1700 年修订）都教

106

---

① 塞尔苏斯，罗马时期伟大的拉丁文医学作家，出身名门，交游广泛，知识渊
博，文笔精美，有"医学界的西塞罗"之誉。他的百科全书式著作成书于约公元 25—35
年之间，其中一册专论医学，此册作品文艺复兴时期（1478 年）被发掘和大量刊行。——
译者注

导医生，对于致命外伤的情况要说他自己不治疗这个病人，纸草文中还用到诸如下面的准则："若一个人双腿和双臂都没有知觉，尿液点滴流渗，那么其脊椎在颈部错位。此病不可治。"后世的医生们难道有更好的方式处理这种局面吗？

在发现发明和生物医学研究的领域内，历史学家仍不断找到曾经让以往研究者发展出有用的真知灼见的根本思路间的共通点，即使对科研的高手，它们也有提醒作用。通过观察优秀的思想家如何思考，历史学家同样能发现普适的规律。一个人在生物医学研究中应该怎样提问题？当外科医生克赖尔（George Crile）在 19、20 世纪之交为了解释病人在手术中间死去的原因，而把自己的科研兴趣从单纯的病理解剖转移到生理学方面的时候，他为控制致命休克的潜在风险而引入手术室的生理指标监测让医学从根本上发生了改观。

历史上不同体系间的互动

踏勘医学史遇到的最有乐趣的领域之一是不同时代各个社会的治疗体系之间动态的相互作用。曾经有一个时期，欧洲中心论的历史学家把殖民地医学看作静止不变的民间疗法。切近的考察表明西方的观念和做法与当地的治疗存在互动，后者自身也在变化之中。东部地中海地区的一份用病人脚底的汗水与粪便混合配药的古老处方，其本意在于使病魔厌憎而将其驱出体外，时移物易，宗教的含义丧失了，它变成了仅仅是一份传统的"经验良方"。

不同医学文化之间的互动远不限于 20 世纪晚期欧美各国对针灸的采用。20 世纪初，驻扎在中国南部的法国军队中的卫生人员与传统的中国医生展开了竞争，当地的病人发现随着时间推移，这两个体系开始合作，而且每一体系的做法都有所改变——虽然医生们一般不承认自己做了什么新鲜事情。20 世纪晚期，以前含有贬义的名词"传统医学"带上了一层正面的意义，它意味着对严厉的缺少人情味的西方生物医学的一种温和而人性化的替代选择。

即使在西方，碰上了顺势疗法医生和正骨术医生的正统医生们为了保持竞争力也改变了方式。历史地看，可以把异端医疗视为正统医生的模仿对象——给医学化的含义又加了一层新曲折。而且我们也知道，非正统的医学从来都受正统医学对手的深刻影响。19 世纪的一位顺势疗法医生会接受消毒手术吗？胰岛素疗法对 20 世纪的正骨术有什么影响？一言以蔽之，对于殖民地医疗体系之间的关系，亦即不同文化之间关系所做的修订，正在推广到其他类型的、处在同一个社会之中的关系。

习于关注变化的历史学家们发现，因了观念和实践的不断更新，健康和治疗的体系变化之迅疾有如江河逝水。历史学家们还发现，有病痛光顾、有治疗者奔忙的各个人类社会中，医学化和去医学化的进程在许多方面也是这样一浪高过一浪地进行。

注释

〔1〕 Jennifer Stanton, "Introduction: On Theory and Practice, " in *Innovations in Health and Medicine: Diffusion and Resistance in the Twentieth Century,* ed. Jennifer Stanton (London:Routledge, 2002), p. 1.

〔2〕 Thomas E. Cone, Jr., *History of American Pediatrics*(Boston:Little, Brown, 1979), p. 232.

〔3〕 Ludwik Fleck, *Genesis and Development of a Scientific Fact,* eds. Thaddeus J. Trenn and Robert K. Merton, trans. Fred Bradley and Thaddeus J. Trenn (Chicago: University of Chicago Press, 1979).

〔4〕 Steven J. Peitzman, "Origins and Early Reception of Clinical Dialysis, "*American Journal of Nephrology,* 17 (1997), pp. 299-304.

〔5〕 Andrew Cunningham, "The Pen and the Sword: Recovering the Disciplinary Identity of Physiology and Anatomy before 1800. I: Old Physiology - the Pen," *Studies in History and Philosophy of Biological and Biomedical Sciences,* 33 (2002), pp. 631-665.

〔6〕 Jacalyn Duffin, *History of Medicine: A Scandalously Short Introduction*(Toronto: University of Toronto Press, 1999), p. 90.

〔7〕 Y.V. O'Neill, "Meningeal Localization: A New Key to Some Medical Texts, Diagnoses and Practices of the Middle Ages, "*Mediaevistik,* 6 (1993), pp. 211-231.

〔8〕 Harry M. Marks, "Epidemiologists Explain Pellagra: Gender, Race, and Political Economy in the Work of Edgar Sydenstricker, "*Journal of the History of Medicine and Allied Sciences,* 58 (2003), pp. 34-55.

〔9〕 K. Codell Carter, *The Rise of Causal Concepts of Disease: Case Histories* (Aldershot: Ashgate, 2003).

第五幕　医学和健康与社会的互动

医学史领域里，学者最有兴致或者说最入迷的题目，来自以生物学机制和患者为一方、以社会为另一方的动态的交互作用。在病人和疾病之间，治疗者从某种立场看来是替他／她的社会执行着帮助患病者回到原有社会角色的功能。社会也通过多种方式动员罹病者的支持系统。此外，病痛和病人对每个社会都会产生影响。环境、疾病模式，还有人们健康状况引起的政治、经济、社会反响，所有这一切有史以来无时不处在生气蓬勃的相互作用之中。

这就是为什么医学史的领域——尤其当书写医学与不同时代不同地点各个社会不同侧面的相互关系的时候——飞速地扩张着边界，它扩张得这样快，以至于许多学者不再把医学与社会的互动关系看作医学史的边界，而看作医学史的中心。

疾病、文明和通史

研究方向之一的代表者是那些审看社会是否确系疾病之源的学者们。至少从英国医师贝多斯（Thomas Beddoes）[1] 18 世纪晚期开始关

---

① 　贝多斯 (1760—1808)，英国医生、化学家。1798 年在布里斯托尔创立"呼吸院"，开创用气体吸入法治疗肺部疾病的先河。——译者注

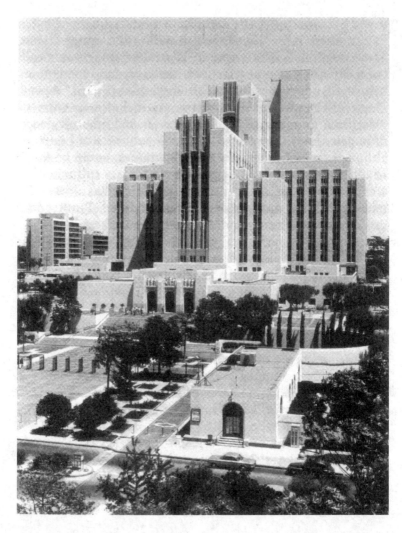

1979 年前后的洛杉矶县医院。这样的教学医院在 20 世纪医疗卫生保健体系中代表其巅峰，同时它恰巧又是一个复杂的高度组织化的社会机构，在社会、经济、政治生活中举足轻重。

引自：*A Pictorial History of the Growth and Development of the Los Angeles County-University of Southern California Medical Center*（1979）。蒙 LAC/USC 医学中心惠允复制。

注这个题目以来，很多思想家论述过文明导致疾病的种种方式。一些 110
医学人物用一般人的语言写作，浪漫地把田园牧歌式的昔日与他们所
非难的拥挤、争夺、都市化的生活条件加以对比。19 世纪中期的一部
医学词典里有"伦敦恶病质"的词条，指的是"典型体现在伦敦居民
身上的苍白脸色和健康受损的其他征象"，尽管该词条接下去也说，
这类病象在其他拥挤的大城市里同样存在。很多学者至今坚持、其他
一些人至今反驳的是，人口密度始终与记录到的病种数相关。贫穷作
为疾病的诱因，长期以来一直吸引着医务工作者关注社会问题。一些
旧日的作者更具体地指明他们认为社会难辞其咎的人类疾苦，例如他
们说"文明"应该读作"梅毒化"才对。①

　　历史学家也追踪，而且特别注意追踪一项悠久的传统，那就是形
形色色的思想家以不等的准确程度抨击说，文明给人带来病态的压抑
和各类精神疾病。19 世纪晚期所谓的"神经衰弱"（neurasthenia）被
明确表述为现代生活的劳碌所致的神经系统的衰竭。近在 20 世纪 80
年代，日本的大众语汇里增加了"过劳死"（karoshi）这个词，指那些
在劳累过度的工作压力下猝死的人，而且并没有点出更具体的死因，
如心肌梗死或脑卒中。

　　旧日的医学作者积聚了丰富的证据来指控他们身处的社会。不
用说，工业化在各个时代和各个地点不仅造成了职业病和意外事故，
也造成了很多不利于健康的条件。后世的学者还会指出，除了贫困之
外，消费模式也能导致疾病。在能够把全体人口害得迟钝虚弱的营养

---

　　① 此处"文明"（civilization）与本书引述的文献作者自创的名词"梅毒化"（syphilization）
英文读音相近。——译者注

不良之上，还存在着抽烟之类的社会生活习惯。更早的时尚风气包括用有毒的染料染发，过度束紧妇女的紧身胸衣，再早的时候还有人为了让双目更加美丽，使用颠茄散大瞳孔。

学者们最终把经济发展的后果概括为环境病，并且我提到过，由垃圾、下水道、空气污染和水污染孳生出来的疾病无一不让后人联想到希波克拉底的名篇《论空气、水和地方》(*Airs, Waters and Places*)。污秽的泰晤士河 1842 年发出的"大恶臭"(the Great Stink) 足以让英国议会休会逃窜。在显而易见的细菌污染和哮喘病之外，我们还会想到其他的环境疾病，例如水俣病。20 世纪 50 年代，日本水俣市的渔民中有大批的人表现出怪异的症状：麻木、四肢失控和脑部严重受损的其他指征，包括失去知觉和多人死亡。最终（20 世纪 60 年代）查清，是一家工厂长期向海湾中排放有机汞，食用湾中鱼类的数千居民因此中了毒。其他类型的污染没有带来具体的病名，而是开辟了认识各类工业化学中毒的新途径，例如食用北美大湖区和俄罗斯河流的鱼类制品可能发生的中毒。

不仅社会组织和社会活动对疾病有影响，医学思想和医疗保健——当然还有病痛本身——反过来也塑造着社会的历史，有时沿着多年的老路，有时沿着历史学家们每天都在发掘出来的新途。我已经举过医学与健康对社会影响的最昭著例子：明确地"改变了历史进程"的疾病事件，以黑死病为最著名。

疾病对于历史还有更直接的作用。其后果分为两类：对于全局性事件，例如战役的胜负产生影响，或特定的生物学事件影响到重要的历史人物。R. 波特 (Roy Porter) 和 D. 波特 (Dorothy Porter) 引述 19 世纪早期格雷维尔勋爵 (Charles Greville) 的话说："旺达姆 (Vandamme)

被擒是肚子痛的结果，都市的象征依赖于头痛。[①]如果这个真理得到确认，那么历史上很多最伟大的事件或许都取决于身上哪个地方的疼痛。"[1] 其影响方式，当然既可能是落下残疾也可能是死亡——又会涉及一个人或许多人。

注意到残疾和死亡后果的一般史研究者除了提到残疾和死亡曾经发生之外不需要说得更多。然而医学史研究者通过讨论特定的疾病进程或是它涉及的各种病状，大大丰富了其中的趣味——以及戏剧性。

最知名的例子来自政治史和军事史。整体水平上的文明有可能因疾病而消亡，从雅典人（雅典大疫前文已涉及）到罗马人（除铅中毒外还有人提出疟疾），到新大陆的阿兹特克、玛雅和印加帝国。战役失利常因为病痛频频跑来在历史中间插上一脚。天花恐怕帮助了加拿大在 1812—1815 年间没有被美国征服。人人都知道俄罗斯的严冬击退了拿破仑的军队，但说不定让部队严重减员的斑疹伤寒才是真正的关键因素。这一类的例子以及回溯诊断的尝试不胜枚举。而且没什么好奇怪的：20 世纪以前，每一支军队因病死亡或残废的人数都比战伤伤员数要多得多。

探险与殖民的全部历史深深地打上了疾病的烙印——探险家和帝国主义势力在新环境中患上的疾病和撼动了当地居民生存根基的疾病。最终，西方医药的力量也成为政治事件的一分子，就好像 20 世纪初美洲中部那条先失败，后成功，不得不等到"黄热病被征服"的

112

① 格雷维尔勋爵（1794—1865），英国日记作家。曾任枢密院书记官四十余年，其日记记载了作者身处政治权力中心的丰富见闻。旺达姆（Dominique-Joseph René Vandamme，1770—1830），拿破仑部下将领。——译者注

巴拿马运河的际遇。

　　疾病造成影响的生物学例子多种多样，提供了研究的又一个维度：它们是"反事实的历史"或者说"假设历史"的绝好素材。假设某一位领袖人物没有患病或没有死去会怎么样？诸如此类的例子一个接一个。是不是俄国皇室继承人的血友病最终注定了罗曼诺夫王朝的终结？假如乔治三世（King George III）没有被当时诊断为疯癫——后来有些历史学家相信是先天性卟啉症——的疾病所苦，接下去会发生什么？还有最著名的一件，世界和平未能实现，因为威尔逊（Woodrow Wilson）总统突发脑血管意外，结果没能让美国加入一战后的国际联盟。每一件这样的医学案例都让人兴味无穷。

113　　在其他领域，例如文学艺术和科学领域，病痛引出的个人命运转折仍在吸引人们的注意。如果拜伦不是死于痨病（肺结核）的话会怎么样？龚古尔（Goncourt）兄弟中的一位若是没有惨死于三期梅毒，文学中的自然主义会发展得这样充分吗？[①] 爵士乐的历史从头到尾写满了被各种病痛触发的意外事件。再来看医学史：波士顿医生迈诺特

---

　　① 龚古尔兄弟，指法国自然主义文学的先驱埃德蒙·德·龚古尔（Edmond de Goncourt，1822—1896）及其弟朱勒·德·龚古尔（Jules de Goncourt，1830—1870）。兄弟同为作家、艺术批评家、历史学家，终身未婚，共同生活，事业上合作无间，发表著作时永远以单数的"龚古尔"署名。他们自称是描绘当代生活的小说家，乐于描写社会下层人物，偏爱病理学的特殊病例研究。两人自 1851 年开始合写日记。弟弟朱勒 1870 年被确诊患有梅毒，同年死于据信由三期梅毒导致的中风。埃德蒙在其弟病情恶化期间坚持记日记，以近乎冷酷的准确度记录了疾病的表现以及患者逐渐失智和丧失行动能力的过程。朱勒去世后埃德蒙继续日记的写作达 26 年。手稿节选本以《龚古尔日记》（Journal des Goncourt: Mémoires de la vie littéraire）为题，1887—1896 年分卷陆续出版。该日记是研究 19 世纪巴黎社会生活和文艺界生活的宝贵史料。——译者注

（George Minot）被 20 世纪 20 年代初期出现的胰岛素疗法从糖尿病的死亡危险中拯救出来，正好让他来得及设计推广恶性贫血的饮食治疗法，从而挽救了许许多多人的生命。

社会制度

人们从来都知道每个人——不论善人恶人——都会生病，都会死。但是医学的社会性比个人的例子涉及范围要广大得多。我们已经谈到过治疗者、病人、疾病、知识的进展与传播，它们都是医学史的要素。有一件事现在也逐渐明朗起来，那就是这些要素中的每一个都要在社会框架中发挥作用，反过来，它们也受社会条件变迁的影响。

医学社会史这个大背景的基础层次涉及具体的社会制度，许多制度是医学所特有的。制度对历史学家特别有吸引力，因为制度能让宽泛的历史进程看起来比较明晰具体。文化中的连续因素和偶然事件总是要借助实实在在的制度改变和制度中介才能体现其作用。

传播制度负载着变化中的知识体，后者是一切时间一切地点的治疗活动的核心。每一文化都设定了保存这种知识并把它传递给下一代的方式。历史学家追溯了个人对个人的传授，主要表现为形形色色的文化中治疗者之间的师徒制度。他们也追溯了——或许太浪漫了些——从希波克拉底在科斯岛一株梧桐树下的训诲开始，直到大学和独立医学院的发展，下迄今日所有正式的教学活动。

一些规模宏大历史悠久的医学教学机构，如设在博洛尼亚和蒙彼利埃（Montpellier）的大学，吸引了神往地摹想着一代代学生昔年经验的历史学家们。在 19 世纪被目为典范、至今仍吸引众多学者的

114

大学附属医学院是维也纳医学院，很长一段时期里它指挥着近代医学的步调。不过，没落了或一度没落的医学校例如意大利的萨勒诺（Salerno）医学院也很有吸引力。甚至还有一本经典的著作，讲的是美国的"消失了的医学院"——而且这才刚刚开了个头。

有不少制度史的研究是地方性和局限性的，或把大量笔墨花费在公共关系上，没有照顾到这一切之所以产生的时代。另一些制度史笔法老练得多，表现在作者不仅展示了变化过程的医学大背景，还展示了社会延续性、偶然事件和不同地区所起的作用。一所医学院，不管它是海德堡医学院，还是北京医学院，还是格拉斯哥医学院，还是新墨西哥州医学院，还是在其他什么地方，不管在顺境里还是在逆境里，只要想到教师们总是拿出当时认为最稳妥明智的行医方法苦心教育着未来的医生（稍晚些还有护士和其他医务人员），它的历史就是一出满满当当的戏剧。

更多的医学教育史研究深入探讨某些概念和实践如何渗入，或者如何无法渗入医学圈子和社会圈子——再不就是某些课程怎样从教学大纲中被取消，就像生药学（药用植物学）在 1900 年前后那样。近来一个很有前景的领域是比较医学教育史。邦纳（Thomas Bonner）已经对一种神话，即各个近代民族国家医学教育的道路都是它们独有的，提出了疑问。他表明在 19 世纪和 20 世纪，法国、德国、英国和美国在医学教育的对象和方法上经历了惊人相似的深层结构变化。[2]

特别有趣的一个领域是重建各个时代医学生们的个人经历。比如说，蒙彼利埃大学 1340 年的一份条例曾规定一名学生只应为他的一名指导教师提供衣服，除非这名学生有 70 镑以上的存款，这时他可以为两名教师提供衣服。存款 100 镑以上的学生可以想给多少名就给多少名教师提供衣服，还可以举办宴会——只要他们能证明目的不在行贿。到了 20 世纪，抱着另一种目的的历史学家指出，把学生的医院实习当作核心内容的医学教育不足以让一般的医生应付全科医生的职责，也不足以让他们应付后来在行医生涯中遇到的常见疾病。仅在最近，历史学家才拾起了研究生阶段医学教育这个久受忽略的话题：见习医生、实习医生和住院医生的全过程，以及继续医学教育——全是西方医学中发展出来的特有制度。卢德默尔（Kenneth M. Ludmerer）透辟的史学叙事从更普遍的角度说明了法律和经济规则如何最终损害了 20 世纪美国医学教育的整套工作体系。[3]

除了实际的教学过程以及学校招收学生的方式——中世纪直至 21 世纪都包括在内，医学院校的教学也是一个公共问题。若干历史学家一直在追踪那个眩惑人心的斩不断的幻想：觉得卫生保健的任何问题都可以通过调整医学教育的内容和方式来解决——不管人们是在文艺复兴时期的法国，还是在 20 世纪中期的德国，还是在随便哪一个地方。

教学制度之外，医学知识传播的另一主要机制是出版物。对于书籍、刊物和媒体的兴趣近来已经在一般史学研究者中间增长起来，而且出版物和图解在医学中又占有特殊的地位。医学史家发现教科书是不同时期医学知识现状的一个绝好的标志。比如说，20 世纪开始时有一个阶段，教科书作者们编入了大量有关诊断的内容，但治疗的内容却意外地少——其实恰恰反映了医学科学成长壮大到那个时期尚未引入很多有效的干预手段的状况。

其他类型的出版物针对开业医生，再有一些为一般公众编写。说起来，通俗读物和它们的读者群有时还真的是让历史学家兴奋得两眼放光。他们找出了知识传播并非单方向的很多例子，发现了医学中治疗者和"公众"之间始终存在丰富多彩、虽然未必总那么和谐的交流，这种交流影响到医学的思想。这里说的"公众"可能不仅包括各个时期的传播媒介，也包括患者的直接反馈（如同本书"病人"一章所涉及的）。确实，成果很丰富的一个史学领域就是病人主观痛感的影响以及医师试图把病人报告的"疼痛"予以概念化并加以控制的努力。

主要在 19 世纪及更晚的时候与科学出版物一同兴起的专业医学出版物占据着非同小可的地位，因为它们具体展现了每个时代的人们，至少是一些特定群体的人们的所思所想。按历史学家的说法，期刊既是传播知识的特殊制度，也是医师们和其他医务工作者们建立身份认同（这个领域目前正经历研究兴趣的复兴）的特殊制度。为什么有几种刊物繁荣起来，而更多的却难以为继？通过考察文章作者们引用了哪些人的作品，以及通过其他类型的分析，我们可以运用旧期刊来追溯不同种类思想传布的具体途径，或它们为何没能传布。

治疗者组织起来

与出版物传播知识的历史息息相关的是治疗者和医务工作者的正式组织或正式协会的发展。当前时代，一些地区的工会也成为医学史的一部分。毕竟随着技术越来越向医院集中，就连地位很高的医师也不再拥有自己使用的所有器械了，用某些学者的话来说，他们也"被无产阶级"了。

治疗者的正式团体里，肯定不乏趣味的一类是即使在那些情况有别于英语国家，自发组织远非常见的文化里也会冒出头来的组织。医师当然是最明显要组织起来的一群。全国的、地区的、国际的医学团体史源源涌现。其作者的本意经常是利用这一类历史为特定团体的继续存在正名。考虑到绝大多数团体都面对各种内在外在的阻力，尤其是来自被摒除在团体之外者的阻力，医师们、护士们和其他人的团体的挣扎奋斗肯定会注入丰富的戏剧色彩。英国各个皇家医学会的历史、它们的海外模仿者的历史，或名气最大的美国医学会的历史，哪怕撰史者立场偏颇狭隘，仍能传达出有关治疗者、治疗活动和社会的大量信息。

很多团体只不过构成了更广泛的职业化进程的正式形象，上文已说过，这一进程对医生尤有影响。所有类型的治疗者常常都会组织起来，想在社会上划出一片安全的受人承认的立足之地。组织团体史中浮现出这一进程的种种细节，从 18 世纪的价目单（列出各种服务的价格，当地所有医生据认为都应该遵守）到 20 世纪的政治行动和社会行动。

不仅如此，作为有组织的社会里的一个组织，在历史上关于专业技术人员在什么程度上可以在官僚体制下工作而仍然保持其专业独立性的辩论中，近代的各种团体是辩论的中心。若是医生附属于大企业或大的政府机关，他们还能在实行医疗保健或预防计划的时候保持自主性吗？这一问题在 19 世纪的俄罗斯和 20 世纪晚期欧洲的福利国家显得异常尖锐。医师能够一方面保持独立自主，另一方面给企业或政府的决策者提供咨询吗？在制药厂家和国家食品检测部门工作的科研人员的一些具体事例有时令人非常不安。

117

职业化的所有题目继续在学者中间激起争论。一些文章作者把专业团体描写成对权力的攫取，或者对其他团体行使权力的手段，或者只是为了让医务工作者在病人面前享有特权。在近代早期或者现时代，医师组织在一些历史学家手下可能扮演恶棍的角色，在另一些历史学家手下又可能扮演英雄。不过不管什么情况下，医学组织在治疗者和社会之间实际上都担任更广泛的中介作用。

而且，职业医生的作用其实也就是任何一个社会里有专门知识者的作用。因此专门知识的历史，一个很繁荣的领域，便与医学史和职业化的历史高度重合。长久以来，医师们和比方说助产妇们按惯例会因为个人中毒或工业中毒、溺婴、法定行为能力与法律责任，以及其他很多的庭审案件而被传唤到法庭上作证。这一类的法医学史在世界各大洲都是兴旺的事业。

医学组织不仅在体现医师和其他医务工作者的历史方面，而且还在一个特定的现代领域——专科化方面独具作用。如我提到过的，不仅近现代医学本身，而且近现代医学史的最生动篇什中的一大部分都是建立在专科的配置之上。专科化的医学制度后来成为探索医学思想和医学创新究竟如何与社会的总体相互作用这个问题的出色工具。例如儿科医师不仅是行医者，也是许多旨在保护儿童健康的社会改革的发起人，不论这些改革是设立中毒控制中心还是推进妇幼卫生运动。再以20世纪初的骨科为例，处置战伤和工业意外伤害的社会需求有力地推动了一些医师群体为自己树立新的专业身份及建立正式的医学分科（亦有说法认为在这个案例里并无重要的经济或政治动因参与，见库特 [Roger Cooter] 著作）。[4]

考察人们如何在社会中起到专家作用，这个社会学的课题对于当代的社会史家和医学史家来说都是一个令人兴奋而又众说纷纭的领域。做一名高级专家是否让医师忽视了身为治疗者更普遍的使命和身份？专科化在什么程度上是受着科学理想而不是医师致富雄心的促动？英国的强制医疗保险法在 1911 年和 1948 年怎样和为什么使那里的专科化比其他发达国家滞后了？医学分科问题的研究现在刚刚起步，呈现出可喜的竞争局面。

此外，历史学家也考察了作为中介的社会进程，科学通过它们影响到医疗实践和医师的社会地位。研究 19 世纪史的专家并不满足于声言科学在文化中的尊贵地位使得医生们欣然接受实验室的结果和实验手段。文化氛围究竟怎样起到作用？仅仅通过观念和理想吗？通过管理手段吗（如斯特迪 [Steve Sturdy] 和库特在他们那篇被广泛征引的文章[5]中提出的"知识的行政管理形式"）？一个医生能不能很"科学"却没有"效率"，或并不在一个理性化的、系统化的制度体系下工作？社会史家面临强劲的挑战。

医疗保健供应制度

上文已经谈到过知识传播的制度和治疗者的制度。病人也有为病人设立的制度。近代几百年，确实还有一些医疗服务的"消费者"发展了他们自己的制度，这是为了自我保护，不是出于慈善目的。20 世纪晚期在这个消费者时代，历史学家写作时不由得对于这类体现消费者独立性的迹象产生格外的兴趣。随着科学在 19 世纪晚期给医学化推波助澜，也随着医疗服务表现得越来越吸引人，一些工人结群成立了种类不同的互助组织，他们在其中按期交费，保障自己能得到一名医生最低限度的照拂。有时这种组织采取工会的形式，有时是兼具社会功能的兄弟会。无论形式如何，它们都起到互助保险制度的作用，并且能有效地向医师施加压力，迫使他们降低收费以赢得该组织的诊治合同。

近年来，医学史家极其关注一种剧情，即治疗者和患者两方如何努力塑造和利用医疗保健制度。研究面最宽阔的可能是英国国民医疗保健体系。[6] 不过大多数的研究关注的是更专门和局限于一地的医疗保健机构，其中不少起源于多个世纪以前。

研究特定的机构设置既有优势也有劣势。机构的活动有可能掩盖个人的经历。同时，这样获得的知识却又是系统的，有助于抽象概括。除此之外我们还有什么办法可以多少得知某一时代究竟哪种手术方法最普遍？或是得知慈善诊所的穷苦病人们都是哪里不舒服？

显而易见的医疗机构当推医院。现在的娱乐媒体特别喜欢对医院背景下的医疗保健尤其是意外事故处置和急诊服务大肆渲染。然而医院作为包括教育和研究在内的医学活动的中心已经是一个多世纪的事了。一些学者甚至说比这更早。现在这个时代，各有自己收治分片地区的各级大小医院在医疗体系中已经占到这样的分量，让人纳罕历史学家为什么这么晚才开始研究这些机构，而且没有做的事情那么多。

最早的医院是纯以救济为目的的一些可怜巴巴的机构，用来照顾无家可归者（较少情况下也包括身无分文的人）。历史学家有些眼花缭乱地找出了许多施予照顾的处所，在拜占庭、在中世纪欧洲、在佛教僧人建立了医院的中国。宗教信念启迪下建立的这些早期的机构，凸显出治疗活动的慈善元素，而且在世界各地的文化中间延续至今。

学者们已经着手在每一地设法辨识其最早的医院，不论是中世纪穆斯林治下的西班牙，还是垦殖地的巴西。更近的时候，历史学家又追踪了这些慈善机构在各种不同条件下开始医学化的方式。

里塞（Guenter Risse）在他医院史的新作中描述了西方医院据历史学家的看法所经历的各段时期。其中每一时期现在都仍然吸引着一般史研究者、比较史研究者和喜爱细节特色的地方史研究者。里塞谈到，医院在最初是"施济、避难、待死"的场所，常常是毗邻教堂的几间房间或简单宿舍。到了文艺复兴时期，所谓医院可能是一所教养院，再到 18 世纪，它便是治疗病人的房舍，这时的医师因为对医学的力量更有信心，在医院事务中更加活跃了。事实上，直到 20 世纪，成功的开业医生还经常是主持着一所"乡村医院"收治自己的病人。医院也开始成为教学和研究的场所，进入 19 世纪后尤其成为进行解剖和病理检查的场所。直至 19 世纪晚期，医院主要用来进行外科手术，同时绝大多数病人还是宁可选择在家里接受其他种类的治疗。再到 20 世纪，医院变成了"科学之家"，稍后又成了"高技术之家"。越来越多的人会在医院里出生和死去。与此同时，历史学家也有了另一个叙事的机会：讲述这些机构的基本管理方式如何从遵循修道院的标准开始，18 世纪前后渐渐改换到大家庭的模式，最终归结到商业化的经营。[7]

学者们不仅追踪了慈善医院医学化的过程，而且还通过具体的机构追溯了医师权威的起伏涨落和病人就医经历的不断变化。一开始，医院是教化的机构。到后来它们成了维持社会秩序的工具。

医院内部的社会结构也是社会史的绝妙素材。护士的角色经历过什么变化？管理者的呢？即使房屋的建筑设计也能给出意想不到的结

121

论。19 世纪的设计师为了保证良好通风，限制病房的宽度，而这种狭长的布局肯定会影响到医院里面最基本的社会交往。在更广阔的尺度上，每一社会中的医院都已成为社群的标志。醒目的建筑群是公众善行和爱心的象征物，生病的人是否需要这些大楼的气派门面倒是无所谓的事。

很长时期里，医院似乎一直是让医师最容易集中关注病痛的抽象概念，而非关注具体病人及其疾苦的一个场所。但近年的研究者已经发现故事讲起来其实层次很丰富，远不止是大咧咧地提一句"24 床那个肺炎的"。仔细阅读医院的记录可以发现住院病人确乎在对他们的地位和待遇进行社会协商（如"病人能动性"一节所提到的），与此同时协助塑造着医院的面貌。

另一种治疗机构是施诊所或门诊部。施诊所正如医院一样起源于慈善事业。在欧洲，罗马帝国覆亡后，僧侣们保存了古代的医学知识以治疗他们自己的徒众。最终他们开始给前来求助的邻人们施诊。随着正式医学教育的兴起，医师应向贫者施送药品的观念慢慢成为制度。很快，医生在赠药的同时也开始给出劝告，穷人们事实上享受到了完整的门诊服务。另一方面，医师也如同利用医院一样利用义诊的机会来教育他们自己和学医的学生，后来还包括教育接受专科训练的人。

工业革命后，大企业为自己的工人，尤其那些受工伤的人，建立了厂属的诊所或医院。但到了最末的时候，在那些最发达的国家，所有的门诊服务无论公立私营一概纳入了 20 世纪组织紧密的系统里，它由医院网组成，大的教学医院位于顶端。历史学家付出了不少努力去追踪这些变迁，并寻找医疗保健机构及政府推行的各类医疗保健方案的制度前身或组织前身。

在一些国家，其他类型的机构受到特殊的关注。医学实验室和科研实验室都有重要的历史。事实上学者们不仅在辩论 19 世纪期间实验室的结果影响医学实践到什么程度，而且在辩论医学中是不是甚至发生了很多历史学家主张的"实验室革命"[8]。这类机构如巴斯德研究所和洛克菲勒研究所，它们后来几十年间发生的事件和自成体系的研究途径一直吸引着学者们。它们之中和全世界数以千计的类似机构当中的工作者们为知识的发现和传播做出了贡献，同时也反映出医学知识在当时的水平。此外，很多历史学家正在挖掘在海外异国例如太平洋诸岛或加勒比海岛屿设有分支机构或站点的研究所的资料，它们不仅能说明科学知识如何变化，还能说明西方医学在殖民地区域如何开展及如何受到当地社会条件的修饰。

123

另一种类型的组织——在英美国家最为常见——是致力于治疗某种特定疾病的民营慈善组织。这一模式开始于 19、20 世纪之交的防痨协会。不久，防治性传播疾病、癌症和许多其他疾病的协会也加入到这个行列。历史学家觉得这类组织特别有趣，因为它们的活动横贯了病人护理、科学研究、公共卫生、健康问题的社会政治环境这许多领域。尤其到了 20 世纪晚期，像艾滋病、心脏病、多发性硬化、帕金森病以及许许多多别的疾病的患者互助团体对政治的影响常常令人惊讶不已。

治疗与社会福利

对于探索边界区域，或者更经常的情况下探索治疗与社会福利之间的公共地带，社会史家特别在行。他们指出，每一社会都有自己照看或对付那些不幸者的办法。这些不幸者里很多是因为病痛或失能而成了关注的对象。有些时候，疾病问题和社会公正问题完全搅在了一起。为什么穷人或某些族群的人中间结核病患者比别处多？为什么生活比较优裕的阶层那些吃得好住得好的孩子们在 1890 年的死亡率并不亚于受压迫阶层的孩子，而在 1920 年却又不然？

124
另外，许多历史学家已经表明，不同时代的不同人对于何谓个人善行和公共利益有着很不一样的想法。在西方，医生个人的义诊和医院是医学领域中社会福利的最早型态。中世纪时期，独立的城市给市镇医生出资治疗贫穷的人。济贫院出现以后，它们一般雇有一名医师或药剂师。特殊人群如聋者、残疾人或老年人也能打动一些人给他们提供救济医药。

在若干历史时期，提供医疗照顾的热忱有时会融入更一般的公共卫生运动中去。也就是说，对贫病交加者的照料与检疫措施和卫生防病运动一样，被视为一项公共责任。政府和私人团体都会派遣医生和护士到收治病人的中心去治疗那些穷病人。20 世纪早期，富人社群中有一些人会引用病原菌学说为免费医治患有结核、梅毒或淋病的穷苦病人提供理论根据，因为每治好一个人，疾病传播的可能性就小了一分，不仅对穷人是这样，对富人同样如此。

医学社会史的一大部分笔墨花在描述人们怎样努力把医疗保健带给各个民族社会中的普通人。甚至还有人提出，中世纪—文艺复兴时期的城镇给医师颁发执照的做法功能上便相当于很久以后的国家医疗。国家医疗的现代模式出现于 1883 年，当时的德国首相俾斯麦（Otto von Bismarck）为工厂工人（但不包括农民和仆人）设计了一个强制保险方案。那个时期最主要的问题不用说是失业——病得太重不能工作的工人拿不到薪水，贫困接踵而至。医疗保健最初是保险利益中比较小的一块，只能算是更大范围的政治社会策略的一个附带成分。

接下来的年月里，一战以前，医疗保健显示出它确实能够改变每个人的生活和健康状况。医疗保险就此变成了一个主要的社会议题。社会政治的考虑在其中始终存在。比如说，除非下一代得到医疗保健，否则不可能有健康的国民。不过在 20 世纪早期，各个发达国家（美国除外）一般都已经有了各种类型的强制保险来为绝大多数人群支付医疗费用。

医学史家在这场把医疗保健推广到全体公民的斗争中业已找到，而且还在不断找到大量的题材。在任一特定时期，医疗保健是一种特权呢，还是公民应有的权利？1911 年的《英国国民健康保险法案》为什么没有覆盖某些人群？任何一项措施在多大程度上贯彻了社会公正？为什么穷人即使在最好的机构里接受免费治疗，仍然只得到低劣的医治？还有，在任一社会里，是什么社会力量和政治力量规划着提供哪些、不提供哪些医疗服务？每个主题各有一套戏文和一套争论。某一些提供医疗保健的计划抑制了医学的专科化。另外一些促进了专科的分化。

医疗保健的经济学

医学社会史研究者从中收获良多的问题之一是：什么人为什么事付账？围绕着谁为医疗保健提供资金而进行的斗争常能揭示很多东

西，而且非常戏剧性。我们可以看到"跟着钱走"的方法能让社会功能、社会权力和社会理想暴露无遗。医院及其他机构提供了观察资金功用的一个窗口。国家与教会在资助和控制慈善医院的事项上展开的斗争至迟在 17 世纪就开始了。20 世纪初临时，当慈善机构的董事们发现他们需要缴费的病人来填充医院空床的时候，医生们因为有办法把缴费病人介绍到医院，影响力大为增加——后果之一，就是医院的医学化。在另一些条件下，政府资助起着塑造作用。美国在第二次世界大战以后接受联邦资助的地方医院很快就发现，在新的社会政治气候中，他们有法律的义务执行种族一体化政策。

历史学家刚刚着手发掘的一个卫生经济学领域是医疗保健的市场。研究近代早期的专家取得的一些成绩，是把市场模型应用到 16—18 世纪彼此竞争客户的治疗者们身上，但是仅仅确定需求和供给还不足以被绝大多数医学史的研究吸收成为其中要素。一些现代派做出了非常激动人心的工作，研究制药行业，研究商业力量如何改造卫生保健，或如何不能改造卫生保健——科研人员、写处方的医师，以及每一企业的各部门之间经年累月的相互纠葛。

不过，更大的经济问题还有待充分地整合到医学史的其他部分中去。学者们曾总结说，20 世纪中期以后，与供给增加最终使需求下降的经济学一般定律相反，医疗保健供给的增加导致需求的增长而不是需求下降——就像二战之后发生在英国国民医疗保健体系中的现象那样。这种无餍足的需求在导致 20 世纪末期的医疗保健成本失控增长方面起到了什么样的作用？医疗保健实行公开配售是不可避免的吗？假如政府允诺让人人享有医疗保健，但又没有让医药费补贴覆盖到每一个人，那会是个什么情况？

发达国家和发展中国家的历史学家仍在致力于描述政府或市场或二者一起，如何在不同时代不同地方把社会资源分配给社会的医疗部门及在医疗部门之内进行分配。例如二战以后，美国把资金重点分配给医院，而英国基于不同的体系，强调的却是地方的初级卫生保健。

医学与政府

总的来说，政治运动在史学领域惯例上占据舞台的中心位置。一些学者仍然满心想着权力问题，玩弄权柄最厉害的当然是"国家"。在医学史中，各个时代的政府角色吸引的关注恐怕过分了些。但现实情况就是如此。如同历史学家皮克斯通（John Pickstone）写过的："与医学相关的不仅是知识和实践、治疗和关怀——与它相关的是权力：医生和病人的权力，教会、慈善机构、保险公司和制药厂家这类机构的权力，尤其是政府的权力。"[9]

大多数地区的地方政府、区域政府和／或国家政府是行医业务能否稳固存在的基础。《汉谟拉比法典》以及古罗马对于某些具备行医资格者的承认（在职业化一节有所涉及）属于孤立的事例。但是中世纪欧洲颁发的行医执照建立了准入制度的基本模式，即世俗（或宗教）权力当局许可医疗行业的成员进行垄断经营，这在 1858 年的《英国医疗改革法案》中表现得尤为激烈。我们也说过，这并不是说垄断经营就有保障。尤其是像现代派们已经指出的，国家在承认或不承认专业技术能力这件事上的表现多次惹得医疗卫生行业的人员恼火不已并导致他们的分裂。

127

政府在执行包括医疗保健在内的社会福利功能时的表现尤其值得注意。特别是，对精神病患者的照顾多少世纪以来就涉及政府的资助和监管。并且正如历史学家指出，假如医疗保健是一项权利而不是特权的话，那么医疗从业者与政府之间的关系便不是专业技术人员在争取政府的合约，而很快变得越来越像雇员与雇主之间的关系——某些地区已经是这样了。到了这时候，医学史确实很难再从政治史或者一般社会形态史例如科层制度的历史中间拆解出来。

这一复杂性在一个极端的例子里有所体现，即二战后美国联邦政府出于政治原因不能给所有人提供医疗保健，只有一些特殊人群如二战老兵例外的时候。当局转而给医学研究提供了巨额的资金，理论上是说研究的成果将会在私营为主的卫生系统内逐渐下渗，最终改善国民的总体健康水平。然而英国政府卫生部门的官员一样相信医学研究的这一社会功用。

医疗卫生活动传统上属于政府的一个领域是公共卫生领域。社会史学家对这个领域一直特别注意。偶尔他们也能说明政府在卫生问题上至关重要。20世纪60年代，非洲的政局动乱造成了流行性昏睡病的剧烈反弹，因为政府为控制该病建立的基础设施在那时已陷于崩溃。

围绕公共卫生问题的冲突，无论科学的、社会的还是政治的，在几乎所有历史时期都有触目惊心的表现。从拯救生命的角度看，它关系的利害堪称深巨。公共卫生史上常有容易辨认的英雄。谁能抵御这样一位人物的魅力：他／她身为报酬低微的公共卫生科学工作者，不仅要与疾病和痛苦做斗争，还要与经济利己主义和政治短见做斗争？一旦公共卫生工作取得了胜利，其成果也是明白无误、令人满足的。

也许下水道设施的进步确曾是脊髓灰质炎猖獗一时的原因，但吸引历史学家的仍然是给绝大部分人口实行的脊髓灰质炎免疫接种，它使得那可怖的危险从发达国家销踪匿迹了。①

　　除了这些清楚的叙事而外，现在一些学者也在用即使不算危言耸听，但也是模棱两可的语言释读政府相对于卫生保健和疾病的关系。由于政府有责任抗击传染性疾病，官员们因此常常压制或否认有关流行病风险的消息，因为这可能对经济活动造成损害。检疫等公共卫生措施可以被用于种族主义目的。大批大批的论文都是为了说明"他者"的概念不仅可以用于"种族"和族群，还可以用于与健康状况和疾病易感性有关联的身体上的差异。病人曾经是一种"他者"。其他种类的"他者"是否曾经被看作病人（我曾联系病人和疾病谈到过这个问题）？这一类的贴标签和区别对待既可以是非正式的也可以是政府行为。有着标准剂量和标准技术的商业化医药产品很可能已削弱了个人和群体的独特性，各国政府也来凑热闹强调西方的标准，比如在20世纪晚期的"健康指标"问题上。

　　更早的帝国主义时期，西方列强每到一地的时候，按照有些人的

---

　　①　脊髓灰质炎俗称小儿麻痹，是脊髓灰质炎病毒感染引起的急性传染病，通过粪－口途径在人与人之间传播，有一定致死率和肢体麻痹的后遗症。多数感染者并无自觉症状，但仍可携带并通过粪便排放病毒，排放的病毒也可通过污染食物、饮水等感染他人。过去在卫生条件差的地区，一般人皆有病毒接触史并带有抗体。婴儿在母体内和哺乳期获得母亲抗体的保护，再与病毒接触便可产生长期的免疫力。欧美各国从19世纪后期开始推行的公共卫生运动阻断了脊髓灰质炎的粪－口传播途径，但婴幼儿时期未能发展出免疫力的人群反而更易受到病毒感染，且感染后症状更严重。20世纪早期，该病在欧美各国多次大规模流行，至1952年纽约市的一次大流行达到发病高峰。不久后，疫苗的研发以及免疫接种的推广开始遏制脊髓灰质炎的蔓延势头。——译者注

说法是一手拿着枪，一手拿着奎宁。医疗服务是按部就班的殖民压迫
的一部分吗？历史学家这样解释过利用西方医药削弱地方当权者威信
129 的医生们的行为。别的学者相信仅仅教授解剖学来破除对人体的神秘
感，便可以挫败万物有灵论的信仰并推进基督教传教士的工作，而传
教士们据说又帮助促成了政府的帝国主义目标。该怎么看待发达国家
中改变、控制或许还有剥削国内人民（最典型的是少数民族）的与
此相类似的行为？当强势的政府威胁到医疗卫生专业人员独立性的
时候会怎么样，即使政府是通过让人人享有医疗保健而在促进社会公
正？只要我们追踪政治权威和医学之间变幻莫测的关系，动辄触及麻
烦的争议。

史学趋势与分析研究的更大范围

总的来说，历史学家迄今越来越经常地倾向于把治疗者和病人
视为变化中的更广阔世界的一部分。医师机构和全部的医疗卫生系
统都被囊括在以现代化和官僚化为首的大标题之下，每个题目都激
发了大量的史学文章，就像更晚期的全球化的题目一样。而我们发觉
全球化也许会意味着不同医疗保健供应体系之间的杂交及标准化和
统一化的加强。

与病痛交手的人们，无论作为个人还是作为群体，所作所为自
然都处在他们生活的时间和地点起作用的大范围社会政治力量的限定
下。比如说，让人想不到的是，20 世纪的中产阶级病人在官僚医学体
制下比那些本应是这个体制保护对象的不幸者们际遇还要好：中产阶
级从来就更善于和官僚制度打交道。不发达地区移民的孩子在发达地

区受益于更好的营养，显然长得高多了，但是他们也会肥胖得多，这在经济发达的社会里大大增加了他们罹患其他疾病的风险。影响过健康和卫生保健的社会变迁过程中潜伏着太多让人啼笑皆非的事情。

130

但还是有历史学家一直探询人们的行为，既然人们只能在他们时代具有的观念和社会中行动。一个病人或任何一个身体不适的人怎样对他／她的病痛做出反应，这提出了一组问题，通常通过应用人类学的模型或通过考察消费者运动来回答。不过学者们也把很多力量花费在考察伦理问题上，就是说不同历史情境下的治疗者和病人怎样试图为自己的行为设定标准。

现代的医师认为有权得到职业的认可和自主性，因为他们在一个自律的伦理体系内行事。历史学家一直在追踪这个概念的起源和演变，它后来扩大到护士、医院管理者和其他一些人身上。我在病人能动性一节提到过，人们发现医师们在某一阶段，典型的是在 1850 年之前，给病人设立的要求比给他们自己设立的要求只多不少（如此之高的期望倒是符合那时的认识框架，即普通人要对任何一位有地位的公民毕恭毕敬）。按照这些早年的规矩，一名病人必须遵从医嘱，至少在医师的眼里是这样。

现代生命伦理学从何处起源仍是一个可以争辩的问题。不消说，我们什么时候都可以回溯到希波克拉底誓言。但历史学家要问的是现在医生们决断和行为的标准是不是产生于 20 世纪 60 年代对专家权威性提出的质疑，还是说这些标准来自外人，尤其是闯入医学领域的律师和社会活动家？或者这些标准只是文化中久已存在的反技术倾向的延续？

从历史汲取道德教训

在审视治疗者特别是医生如何在自己时代的社会框架中和历史作用力下工作的时候，若干历史学家走得更远。他们向历史行动者提出一个严峻的问题：你当时难道不可能做得更好吗？这些学者起到两个作用。第一，他们弄清历史人物的作为。第二，他们从那段历史中汲取道德教训。

有时候对历史人物下判断比较容易。19世纪20年代名叫威廉·伯克（William Burke）和威廉·黑尔（William Hare）的两个声名狼藉的盗尸人 ① 为了加快买卖的周转，谋害人命来为医学生们供应解剖用的尸体，这就连当时的解剖学家也不能表示苟同了。再比如新奥尔良的医生卢森伯格（Charles A. Luzenberg），他的行为连他的同事也接受不了，1838年麦克法兰医生（J. S. McFarlane）要求与他决斗。据达菲（John Duffy）记录下来的当时的一份报告，卢森伯格医生"惯于把他担任慈善医院常驻外科医师期间死于他管辖下的病人尸体悬挂起来，当作靶子用手枪射击，目的是在将来与麦克法兰医生进行的射击比赛中提高枪法"。[10] 义愤接下去延伸到20世纪40年代在活人身上进行野蛮且常常致命的实验的纳粹德国医学研究者和日本的731部队。

---

① 直至19世纪初期，英国医学院校解剖课所用尸体尚无合法途径可以取得，盗尸售予医学院逐成为某些人的职业。爱丁堡的一名客店主人威廉·黑尔及其店伙威廉·伯克在1827—1828年间谋杀包括住客在内的16人，将尸体出售给不明真相的爱丁堡大学解剖学教授罗伯特·诺克斯（Robert Knox, 1791—1862）。案情揭发后引起严重公众骚乱和棘手的法律纠纷，但也促成有关法案的通过，规定一切无主尸体得由医学院经适当手续申领以为解剖教学之用。——译者注

　　然而，除了这些显而易见的例子之外，把现代的政治立场和道德立场套用在过去的个人或群体行动者身上的做法在医学史里引起了很多争议。这属于另一种现在主义，但这里的"现在"所涉及的是一组现行的社会准则（碰巧还不是所有人都接受它们）。历史学家能够、也确实在批驳几代以前提倡优生学的人们或者为他们辩护。历史学家能够、也确实在抨击另一时代对穷人的痛苦无动于衷的高收入的医师们，甚至抨击凭良心——或者说凭着今日在全球不少社会仍是个恼人问题的理想主义理由——行事的医务人员。

　　有些医学史家相信理解就意味着宽恕。他们的工作是为了理解过去。另一些人如我所说，念念不忘历史行动者们的缺点。这些比较苛求的作者笔下的人物有：发明了产钳却不肯与其他医生分享这秘密的钱伯伦家族（the Chamberlens）；不曾对他的狂犬病疫苗做预试验和其他手续就把它接种在病人身上的巴斯德；以及工业医学的先驱汉密尔顿（Alice Hamilton）[1]，她为资本主义的剥削制度工作，但她在工业家中间的直接影响力挽救了不知多少工人的健康和生命。擅长批判的作者们笔下的描述常常是准确性的范本。伴随着描述而来的满腔义愤却并不是人人愿意接受。有时候他们的工作外溢到当前的伦理学和政治道德领域，这倒是给医学史的领域额外增加了活力。

　　医疗保健体系的一部分已经公开在赢利基础上运作的时候，历史学家发现故事讲起来尤其夹缠。兜售治病药方的人既可能是高度负责

────────────

[1]　汉密尔顿（1869—1970），美国职业病学和毒理学先驱。1908年开始发表大量研究报告，唤起医学界和社会各界注意工业金属材料和化学合成物对于工人身体的危害。1919年被哈佛大学法学院聘为助理教授，是哈佛大学有史以来第一位，也是多年中唯一的女教师。——译者注

的药剂师，也可能是危险的江湖游医。即使那些直到 19 世纪都只是医学界附庸的制药厂家也曾经通过为标准症状复合征供应标准用药而显著提高了诊疗业务的水平。更晚一些，这些厂家的营销活动好像的确造成了一些不良的后果，例如 20 世纪后半叶的过度售卖抗生素以及推销对精神病症状有控制作用的精神药物。但伦理的影响也绝非单方向。生物医学家经常把他们的职业理想带给为卫生部门服务的赢利企业。

而且，商业化不是一个单一的进程。非西方地区诸如南亚，有可能通过现代的市场营销和传媒把本地的医疗体系变成麦当劳第二（按反对它的人的说法）。但同时，民族主义的压力又可以使本土行医者获得特权地位，正如 19 世纪早期发生在美国南方的情况那样，当时的一些作家争辩说，他们本地的疾病和治法需要一种有别于其他地方的特殊取径。

医学史家显然采取了多种多样的途径探查那些昔日社会里自发浮现的社会问题。但是学者们有责任结合两个方面：一方面是对人的关怀，这些人遭遇了生物学的难题和常很严重的不适与压力；另一方面，是对社会制度、社会认知和社会公正的关怀。

史料确实向我们提出伦理问题，甚至普遍意义上的医学化问题。一些学者曾尝试站在医学化的现代社会这个通用框架之外来撰写医学史。133 一些学者否认像不同时代均有共识的那种天然的、正常的躯体是可取的理想。一些人试图走一条险径，为一个凑巧人人都偏离正轨，人人都多少属于畸形、怪物或病人的世界作历史描绘。这些学者不承认人们可以按照正常人或残疾人来划分，因为每个人都是人类的一员。他们坚信，从医学化了的社会观来进行分类，就是一种偏颇的，恐怕还是政治性和压迫性的做法。有些历史既是医学的历史也是压迫的历史。

这样，一名医学史家便可以只论述身体和自我的不同版本，而不涉及实在的患病者。不过治疗者们有时候也确曾把他们治疗的病人单纯看作是人，不管他／她是什么社会角色或社会形象。这一类的医学史会朝着哪里发展，现在还不太清楚。但在残疾者的历史和残疾的抽象概念中，社会需求和个人需求确实存在着明显的冲突——永恒的人性问题与社会问题。

个人需要与社会需求之间的冲突在当代医学史中表现得尤为尖锐。若是人人都围着个体差异打转，无论这差异多么极端，这样一个社会能运行吗？国民收入的多大一部分应该投向相对罕见的医学案例？当我们要求每个人都与帮助他／她摆脱"病人角色"或"残疾人角色"的治疗者合作，这样的劝告有多少根据？应该让盲人都恢复视力吗？设若如此，通过什么途径？这些政治社会架构能够给推动医学化——也推动着去医学化——的强大的历史潮流增添额外的深度。

多元视角、多重感觉

我在上文提到了历史学家如何找出了多种错综复杂的途径去认识病痛和卫生保健长久以来与各个社会及社会形态的相互作用。学者们在试图把社会变迁作为一方，把病人和治疗者作为另一方综合看待的过程中，至少找到了两条途径。一条途径是描述在任一时代的任一社会中医学化和去医学化的普遍进程。另一条途径是向旧日时代探寻医学的整套体系和非医学的整套体系持续动态地相互作用的方式。医学史的主要问题之一仍然是：什么原因，在 19 世纪到一战前的西方，

134

导致了人口寿命的大幅度增长——结核病败退的时候尤其显著？营养改善和居住拥挤程度的减低提供了一种解释。更好的医疗保健和更多的知识是又一种解释。公共卫生和预防医学措施是第三种可能。历史学家对于这个例子中的社会体系和医学体系怎样相互作用目前还无法下定论。

当然，我们可以聚焦在某个系统的这一部分或那一部分。我们可以自外而内从社会的角度观察健康和卫生保健。我们也可以从病痛、从医疗保健供应体系、从与它们相关的制度开始。但我们必须时刻谨记就在近旁还存在着与此互动的历史进程。即使是卫生领域里具体的社会现象也有它更广阔的历史背景。这就是为什么我们还是要至少在最开始立足于一个尺度，即估计出医学化的程度随着每一项创新——或随着历史上每个社会的变化——如何高涨或消退。

注释

〔1〕 Roy Porter and Dorothy Porter, *In Sickness and in Health: The British Experience 1650-1850*(London: Fourth Estate, 1988), p. 275.

〔2〕 Thomas Neville Bonner, *Medical Education in Britain, France, Germany, and the United States,* 1750-1945 (New York:Oxford University Press, 1995).

〔3〕 Kenneth M. Ludmerer, *Time to Heal: American Medical Education from the Turn of the Century to the Era of Managed Care*(Oxford: Oxford University Press, 1999).

〔4〕 Roger Cooter, *Surgery and Society in Peace and War: Orthopaedics and the Organization of Modern Medicine, 1880-1948* (Houndmills: Macmillan, 1993).

〔5〕 Steve Sturdy and Roger Cooter, "Science, Scientific Management, and the Transformation of Medicine in Britain c. 1870-1950, "*History of Science,* 36 (1998), pp. 421-468.

〔6〕 A summary volume is Charles Webster, *The National Health Service: A Political History* (Oxford: Oxford University Press, 1998).

〔7〕 Guenter Risse, *Mending Bodies, Saving Souls: A History of Hospitals*(New York: Oxford University Press, 1999).

〔8〕 *The Laboratory Revolution in Medicine,* eds. Andrew Cunningham and Perry Williams (Cambridge: Cambridge University Press, 1992).

〔9〕 John Pickstone, "Medicine, Society, and the State, " in *The Cambridge Illustrated History of Medicine,* ed. Roy Porter (Cambridge: Cambridge University Press, 1996), p. 304.

〔10〕 John Duffy, *From Humors to Medical Science: A History of American Medicine* (2nd edn., Urbana IL: University of Illinois Press, 1993), p. 146.

结语　医学史向何处去

本书的目的原是描述医学史直至不久以前的工作，当然我们把这"不久以前"称作"现在"。但人们还是想知道在将来，在现在之外，学者们将把这个领域带向何方。

直截了当的回答是常识性的：未来就在我们前面。未来还能在什么别的地方呢，如果它不是现在的延伸？但我在前文中对现状所作的描述只是些印象。还有没有其他的方式建立一个更具体更精确的对现状的看法，以便从医学史家的工作中预见未来？

在 21 世纪破晓的 2001 年、2002 年、2003 年这三年中，刊载一般医学史文章的四种领先的英文刊物一共登载了 205 篇学术论文。这些文章可以按照主要重点大致分为几类：

治疗者：20 篇；

病人：19 篇；

疾病：39 篇；

医学发现和医学思想：54 篇；

医学社会史：73 篇。

这几种期刊是本领域里一般性的刊物，它们勾画出的概貌未必完全代表医学史的状况。假如我们加上专科医学杂志的文章，或者再加

136 上其他西方国家和日本的医学刊物，那么结果也许会向治疗者和病人这两栏更倾斜一些。在历史刊物和偏重历史的社会学刊物上大概还能找到更多有关病人的文章。

把按主要内容分类过的 205 篇文章再做一次分类，又发现一些比较突出的主题，例如社会性别，24 篇；传记，27 篇；制度 / 机构，37 篇。这仍然不令人意外。

这些数字所不能充分体现的是医学史的另一个维度。上述文章简直无一不是在主要内容之外又包含了几乎所有其他类别的内容。一篇关于"妊娠的不确定因素"的文章包含的材料与前面列出的几乎每一个类别都有关系。关于疾病或病人的文章始终有至少一部分涉及医学社会史，而医学社会史文章的作者所利用的不仅有制度 / 机构和社会母体的材料，至少也有医学发现和疾病的材料，假如不算上治疗者和病人的话。

确实，这 205 篇文章里的医学史常常会被专科划分割裂，或者被事先限定的问题，如医患关系或公共卫生背景下的疾病，或被其他什么方式割裂——甚至限于单单一位发明者的工作。但无论重点在哪里，作者和读者都会立即把它联系到医学史在这之外的绝大部分。一篇论述美国各大铁路建立的医疗系统的文章不仅收录了意外事故和外科技术的很多重要史料，还有关于健康标准和疟疾及其他疾病的重要材料，并有关于医生身份认同、职业化和专科化的十分有意义的讨论。所有这些材料都被置于经济变革和其他社会变迁的大背景下，例如大型企业的兴起。尽管作者所用的史料全部来自美国，但即使不那么见多识广的读者也能马上看出从这个题材（以及脚注）中生发出来的各国之间和文化之间的比较。在另外一些文章中我们可以看到研究英属印度殖民时期的历史学家不仅被南亚的医学体系吸引，也被英国医生和最终基本上西方化了的印度医生在该地推行的医学研究和公共卫生计划所吸引。

无怪乎罗森伯格会指出，对执业医生来说医学史起到整合的作用，它把医学的各个方面联成一体——并且说明病痛、社会、治疗等诸种因素怎样生气勃勃地互相联系。而且，历史学家在追溯事件或进展的时候也打破了医学中纯科学和应用科学的观念界限。[1]

我们或许可以先说说最显而易见的事。疾病与残疾、医生与病人、知识与社会影响和社会效应，这些事情将来还会延续下去。说实在的，生物学意义上的疾病以及治疗者们的普遍存在就保证了对健康与医学历史的探索总会有市场。历史学家笔下涉及的一切在将来仍然需要理解，或许还需要重新阐释。

我们可以预测，现在的一个生长点，即以下思想，将来还会继续扩展：许多医学体系值得史学家给予同等注意，有如他们注意从欧洲思想和欧洲制度产生的医学体系那样。另外，如同恩斯特（Waltraud Ernst）所指出的，承认医学中的多元化并不意味着把医疗保健体系和医学思想放进了一个孤立于权力和统驭的世界之外的"自由天堂"。[2]每一医学体系自有其历史，但这历史与社会变迁交织在一起，又与其他地区处在变化中的医学体系相互接触。例如19世纪晚期上海的几个显赫家族领导了下水道污物清理等令人惊异的卫生改革，但在他们借用欧洲技术的同时，他们又是作为中国人在当地中国人的社会关系网、社会机制和共识中间操作。

将来随着时间推移，医学任何一个范畴或任何一组范畴的具体内容将会改变。这种事情发生的时候，对于医学史研究者我们可以预测有两件事将随之而来。首先，随着医生、疾病、病人和其他一切继续演变，关于旧日健康与医疗问题的题材在数量上会不断增长。久远的往日并不会消灭，而从那时开始延续到现在的历史进程的末端却会伸长再伸长。历史学家已经不得不对付像军团病、HIV/ 艾滋病、结核病和脊髓灰质炎重新抬头之类的问题。他们还要应付 SARS，或许还有一些医生们尚且了解不多的疾病，例如猴痘。将来可能会有新的疾病。将来可能会有新类型的病人。可能会有免疫接种的全新途径。几乎一定会有将健康和治疗具体化的新的社会相互作用和新的社会制度。互联网上的医疗骗术已经开始在史学文章里出现了。每一种新现象都将给历史学家带来新的契机。

新鲜事何时成为历史？黑格尔（Hegel）曾经说过，智慧的猫头鹰只在暮色里飞翔，也就是说，当某些繁华一度的人情世态随着不可避免的变化之轮回变得晦涩蒙尘的时候。我更喜欢把当代的历史学家比作猎隼，时刻准备发起俯冲，扑向一去不返的时间河流中生命之光逐渐黯淡下去的任何思想或任何制度。可以举医疗保险史为例，只是当医保问题在绝大多数地方得到了积极或消极的解决以后，它的历史研究方才露面。医院史是在医院开始经历明显衰退的时候出现的。

不过最鲜活的兴趣以后仍将成为史学研究的生长点。首先，任何新事物都会引动人们寻找它的根源。我们那崭新的"现在"从哪里来？有人花费了很长的时间研究 20 世纪晚期的药理学，并且说假如要追溯从绝大多数精神药物到治疗哮喘和变态反应的药物的一系列药物的起源，那么我们的终点会是最早的抗组胺药，但医学史家们尚未完全承认抗组胺药是一个重大的转折点。又比如若是出现了一些新信息讲到中世纪解剖实践的这种或那种方式什么时候已经实行，或讲到晚近得多的医学影像学和深度介入方法，那么历史学家肯定要着手搜寻这些活动和技术的起源。

将来我们能够预见的第二种变化应该来自历史学家处理材料所用的工具和概念系统。我已经提到过正在使考古病理学触及的所有领域发生改观的计算机断层扫描和 DNA 测定的技术进展。当新出现的稿本或档案落入历史学家手中的时候，史学材料也一样会发生改变。数据库的惊人发展给治学带来的便利在数年前还是可望而不可即的。

历史学家始终需要辛勤耕耘，以贡献他们最关键的收获：历史的视角。那些在 20 世纪 50 年代写到治疗者——几乎都是正规医师——题材文章的人大概无法相信，半个世纪以后需要重新书写历史，因为针灸在西方得到了广泛的使用。他们也不会想到，非正统治疗者依旧大有市场，只不过现今获得了更多官方承认——这需要 20 世纪末的学者们对五花八门的大众医学甚至迷信医学进行广泛得多、深入得多的研究，从古代开始，直到后世那些同样"不科学"却在 21 世纪开始时备受官员和媒体服膺的行医者。

也有可能就像尼夫（Michael Neve）认为的那样，长时期里，医学史会在记录"一系列历史偶像"的进步话语和对"历史语境"的探索之间来回摆动。[3] 也有可能，对于生物医学模式之取代西方更早期的疾病观——前一模式把疾病看作有待矫治的外物入侵，后一模式把疾病看作自身的一部分，也是上帝与自然的世界的一部分——历史学家或是极口赞叹或是痛心疾首。即使在正式的医疗保健还处于社会边缘地位的时候，因其所关联的问题重大，它的历史依然充满戏剧性。

自觉在戏剧场面中拓宽见识的历史学家会遇到一些对史学探索颇有裨益的反复重现的问题。史蒂文斯（Rosemary Stevens）从深层大趋势的角度来总结 20 世纪的医学，指出一种是医学的向心趋势（例如为所有执业者设立新标准——经常以考试的方式），另一种是离心趋势（专科和专科医生的重要性增长过程中医学行业和行医业务不断分裂）。[4] 这个视角改变了多年以来叙述医疗实践和卫生保健体系的变化时所用的更加具体的叙事，并给它们增加了新的意义。此外，研究中世纪和文艺复兴时期医学的人还会发现为 20 世纪建立的这个公式，提示给我们可以通过哪些路径，来对 12 世纪到 16 世纪这个聚散离合已经成为标准叙事一部分的时期统合认识。毫无疑问，还会有其他高屋建瓴的视角启发医学史家的灵感。

历史学家按说还应该拥有读者。我已说过，他们的"产品市场"其实前景非常看好。只要病痛和治疗者还存在，医学史就会继续为人类与病痛的搏斗描绘背景。医学界的成员想到医术的亘古常新，能够常常增添信心，还可以在不管哪一代的人们被新知识和新疗法激动得忘乎所以的时候，借历史来消解他们的狂妄。处在病原体侵袭和环境毒物危害下的人们读到了学者们讲述的人们过去如何对付病痛和死亡的故事，也会从中获得益处。

当局试图解决卫生问题的时候经常会想到历史和历史学家。试图颁布——或不予颁布——某项检疫措施的公共卫生官员要是不查找一下从古代直至 20 世纪的相关历史记载，那可真有些愚蠢。我们也能从历史中汲取知识，比如卫生保健的组织与管理，或一些具体问题如危险物质的控制，以及如何改变公共卫生的标准。即使在史学中，这些问题不管今天还是将来都是富有争议的问题，就像历史学家贝里奇（Virginia Berridge）一针见血的质问："一件'历史事实'怎样变成'政策真理'？"[5]

最不确定的一件事无疑是当历史学家阅读和阐释过往（包括新近的过往）文献记载的时候，他们的聪明才智会把他们引向何方。很多历史学家仍在书写，恐怕将来也仍会书写伟大的医生和伟大的发现。将一项创新化为现实的全过程予以复原，这对作者和读者仍然有着强大的吸引力。很多历史学家还将继续担当传统的角色，为他们的文化作一名讲故事的人，尤其是那些其中的工作者需要英雄形象和历史根源来激励自己的医学文化。另外，也还会有历史学家到处探求学术界当时的最新潮流，这样他们就可以用富有刺激性的新方式去解读过往的文献。

至于很切近的将来，我们可以比较有把握地说，在那些感觉到有必要把故事讲得简单明了的人和那些喜欢把初看之下很明白的事情讲得繁复、嘲讽、微妙甚至磕磕绊绊并从中体味出智慧的人们之间，明显的对峙仍将存在。但作为对于 20 世纪晚期一些历史学家的极端化理论和虚无主义的反动，至少 21 世纪头几年的历史学家们更倾向于兼容并包的折衷，也就是说采取各种门径和各种阐释的历史学家一概受到欢迎。从 M. 杰克逊（Mark Jackson）开始，历史学家们认识到学术界的工作多么具有个性："这不意味着某一部历史一定胜过另一部历史，只不过是说它们提供了观看过去的不同角度。"[6]

在这种折衷主义中间，仍可见出重点。对于知识生产、知识传播和知识的受众的细致周到的考察已经就绪。所有各种治疗者现在都在历史学家的积极研读之下。治疗者们不仅在社会之间相互影响，也在文化之间相互影响，这些文化有的存在于他们的社会之中，有的存在于那些社会之外。疾病和病痛的研究现在看来围绕着人们的身体观进行——他们自己的身体和他人的身体，包括社会性别、自我、身份认

141

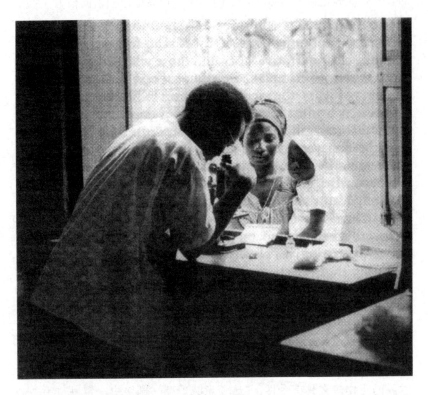

一位母亲带着孩子到医疗中心做例行检查。该中心是世界卫生组织 20 世纪 60 年代在刚果建立的。尽管有种种文化差异，中心仍由专职医务人员负责，并配备有当时西方医学所能提供的基本技术手段。

引自：*The Second Ten Years of the World Health Organization,* 1958-1967 (1968)。蒙世界卫生组织惠允复制。

同、遗传学和个体特异性等题目在内。专攻 20 世纪历史的研究者们仍将把目光投向西方和非西方的替代医学体系——相对于出自北美一隅的生物医学科学体系而言。

制度／机构、思想和传记可能会变得更加次要，或变得更加重要，但有一件事是确定的：医学史会繁荣滋长。昔年的治疗者角色和医学仪式所具有的普遍性仍将是一件令人难忘的事实。人们将继续认识到，在人类事务中，医学史包含的那种与自然的冲突是与人类面临的其他挑战都不相同的，真的，原已经交织在经济的、社会的、工作的变迁里，又在宗教、世俗化，或许还有现代化的作用下愈益复杂。在这样的过程里，医学化过去已经拥有了，将来还会继续拥有它自身的意义和力量。

注释

〔1〕 Charles E. Rosenberg, *Explaining Epidemics and Other Studies in the History of Medicine* (Cambridge: Cambridge University Press, 1992), especially p. 5.

〔2〕 Waltraud Ernst, "Plural Medicine, Tradition and Modernity:Historical and Contemporary Perspectives: Views from Below and from Above, " in *Plural Medicine, Tradition and Modernity,* 1800-2000, ed. Waltraud Ernst (London: Routledge, 2002), p. 4.

〔3〕 Michael Neve, "Conclusion, " in Lawrence I. Conrad et al., *The Western Medical Tradition, 800 BC to AD 1800*(Cambridge:Cambridge University Press, 1995), p. 477.

〔4〕 Rosemary A. Stevens, "Public Roles for the Medical Profession in the United States: Beyond Theories of Decline and Fall, "*Milbank Quarterly,* 79 (2001), pp. 327-353.

〔5〕 Virginia Berridge, "Public or Policy Understanding of History, "*Social History of Medicine,* 16 (2003), p. 518.

〔6〕 Mark Jackson, "Disease and Diversity in History, "*Social History of Medicine,* 15 (2002), p. 325.

扩展阅读

希望进一步了解医学史或希望追踪某一问题的人应该算是很幸运，因为这一领域的大部分已经被 W. F. Bynum 和 Roy Porter 主编的两卷本文集所覆盖，即 *Companion Encyclopedia of the History of Medicine*(London: Routledge, 1993)。文集中的文章有的论述实质性内容，例如不同类型的疾病和疗法，也有的论述其他作者处理重大题材和普遍主题时所采用的学术取径。还有一部简短而涉及面很广的世界医学与健康史：Sheldon Watts, *Disease and Medicine in World History*（New York: Routledge, 2003）。

有关医学史的具体题目有两部出色且不完全重合的索引可用。二者收录的都是史学出版物。一本是 *Bibliography of the History of Medicine*，它由美国国家医学图书馆（US National Library of Medicine）从 1964 年到 1993 年以多卷本的形式连续出版，1993 年后它被该馆的在线数据库基本录入并接续出版。另一本也很可观的连续出版的当代医史文献总目是维尔康医史研究所（Wellcome Institute for the History of Medicine）的 *Current Work in the History of Medicine*，起自 1954 年，现已被该所图书馆的在线目录基本上收入并接续出版。以国别划分的医学史一般总会有某种类型的书目存在。如澳大利亚有：Bryan Gandevia, Alison Holster, and Sheila Simpson, *An Annotated Bibliography of the History of Medicine and Health in Australia* (Sydney: Royal Australasian College of Physicians, 1984)。另外，*Bibliography of the History of Medicine of the United States and Canada, 1939-1960*, ed. Genevieve Miller（Baltimore: Johns Hopkins Press, 1964）收录了前述美国医学图书馆医史文献总目未开始之前的文献。

已有的医学通史数量惊人，并续有新作出现。其中一些配有丰富的插图，乃是为吸引一般公众而准备，但仍具备出色的学术性。此类的例子有 *The Cambridge Illustrated History of Medicine,* ed. Roy Porter (Cambridge: Cambridge University Press, 1996)。还有 *Western Medicine: An Illustrated History,* ed. Irvine Loudon (Oxford: Oxford University Press, 1997)。比较老派但仍有用处的汇集了人名、发现和基本事实的著作中，最好的一种或许是 Arturo Castiglioni 著作的英文译本：*A History of Medicine,* trans. and ed. E. B. Krumbhaar (2nd edn., New York: Alfred A. Knopf, 1958)，它可以作为百科全书使用。更晚近而比较精简的入门著作是 Lois Magner, *A History of Medicine* (New York: Marcel Dekker, 1992)。两种内容宏富的当代记事体著作，一是 Roy Porter, *The Greatest Benefit to Mankind: A Medical History of Humanity* (New York: W. W. Norton, 1997)，一是 Lawrence I. Conrad et al., *The Western Medical Tradition, 800 BC to AD 1800* (Cambridge: Cambridge University Press, 1995)。有些读者仍然很喜欢下面这本书的叙事风格：Erwin H. Ackerknecht, *A Short History of Medicine* (2nd edn., New York: Ronald Press, 1969)。

介绍医史领域的一般性历史著作里有两种非常突出。一种

144

是 Robert P. Hudson, *Disease and Its Control: The Shaping of Modern Thought*(Westport CT: Greenwood Press, 1983)，这部出自医学史前辈之手的著作以优美的文笔介绍了若干基本问题。另一种是一部生动、易读、有权威性的教科书：Jacalyn Duffin, *History of Medicine: A Scandalously Short Introduction*(Toronto: University of Toronto Press, 1999)。作者 Duffin 不仅行文流畅，还就"当侦探与做科学：如何研究一个医学史问题"给出了指导，并附上了丰富的参考文献和在线资源的目录。说实在的，她指点读者下一步该怎么办的时候是这样地切中要害，我不打算再重复其中绝大部分的材料了。还有一篇简明实用的介绍文章，是 Robert J. T. Joy and Dale C. Smith, "On Writing Medical History, "*Annals of Diagnostic Pathology,* 1 (1997), 130-137。

145

医学史的问题与视角也都得到了很好的表达。最基础和最有帮助的当推以下几种：Lester King, *Medical Thinking: A Historical Preface* (Princeton NJ: Princeton University Press, 1982)；Charles E. Rosenberg, *Explaining Epidemics and Other Studies in the History of Medicine* (Cambridge: Cambridge University Press, 1992)；及 *Problems and Methods in the History of Medicine,* eds. Roy Porter and Andrew Wear (London: Croom Helm, 1987)。最新增添的一种是 K. Codell Carter, *The Rise of Causal Concepts of Disease: Case Histories*(Aldershot: Ashgate, 2003)。

很大一批书作是关于治疗者的。治疗者个人有自己的传记，对于比较著名的人物如哈维和巴斯德，通常有不止一个作者为他们书写"列传"。一般性的著述非常之多，例如 Sherwin Nuland 的 *Doctors: The Biography of Medicine* (New York: Alfred A. Knopf, 1988)。有时医师们也被按照国家或按医学分科分类。Clarendon Press 出版过一个极好的系列，包括：Irvine Loudon, *Medical Care and the General Practitioner, 1750-1850*；Anne Digby, *The Evolution of British General Practice 1850-1948*；*General Practice under the National Health Service, 1948-1997,* eds. Irvine Loudon, John Horder, and Charles Webster。

最近有关医疗实践的著作也纳入了很多病人方面的材料，如 Edward Shorter 的书就明白题作 *Doctors and Their Patients: A Social History* (New Brunswick NJ: Transaction, 1991)。其他焦点更集中的书作有 Roy Porter and Dorothy Porter, *In Sickness and in Health: The British Experience 1650-1850* (London: Fourth Estate, 1988)；Anne Digby, *Making a Medical Living: Doctors and Patients in the English Market for Medicine, 1720-1911*(Cambridge: Cambridge University Press, 1994)；M. R. McVaugh, *Medicine Before the Plague: Practitioners and Their Patients in the Crown of Aragon, 1285-1345* (Cambridge: Cambridge University Press, 1993)；Matthew Ramsey, *Professional and Popular Medicine in France, 1770-1830: The Social World of Medical Practice* (New York: Cambridge University Press, 1988)；以及 Martin S. Pernick, *A Calculus of Suffering: Pain, Professionalism, and Anesthesia in Nineteenth-Century America* (New York: Columbia University Press, 1985)，以上仅举几个有代表性的例子。

医学史领域现在有了涉及多种疾病的很多部出色的历史。这批文献入门的关键是 *The Cambridge World History of Human Disease,* ed. Kenneth F. Kiple (Cambridge: Cambridge University Press, 1993)，这是一部既综合且有深度的著作。一本很丰富的叙事是 Gerald N. Grob, *The Deadly Truth: A History of Disease in America* (Cambridge MA: Harvard

University Press, 2002)。流行病的历史及影响方面尤其成绩斐然，从
William H. McNeill 的经典作品 *Plagues and Peoples* (Garden City NY:
Anchor Books, 1976)，到 Sheldon Watts, *Epidemics and History: Disease,
Power, and Imperialism* (New Haven CT: Yale University Press, 1997)。

　　希望读一些专门题材或专门问题的读者可以找到多种覆盖医学史
不同领域的好书。较新的有 Nancy G. Siraisi, *Medieval & Early Renaissance
Medicine: An Introduction to Knowledge and Practice* (Chicago: University of
Chiacago Press, 1990)；Roger French, *Medicine Before Science: The Rational
and Learned Doctor from the Middle Ages to the Enlightenment* (Cambridge:
Cambridge University Press, 2003)；W. F. Bynum, *Science and the Practice
of Medicine in the Nineteenth Century* (Cambridge: Cambridge University
Press, 1994)；以及 *Medicine in the Twentieth Century,* eds. Roger Cooter
and John Pickstone (Amsterdam: Harwood Academic, 2000)。下面这部
书的作者们对古代提出了自己的见解：*Ancient Medicine in Its Socio-
Cultural Context,* eds. Ph. J. van der Eijk, H. F. J. Horstmanshoff, and P. H.
Schrijvers (Amsterdam: Rodopi, 1995)。

　　上述作品列出的参考文献，加上比这更进一步的图书馆书目，
给我们提供了储藏量惊人的财富。除了传记之外，每一医学分科各有
其历史，从整形外科到皮肤病学，到运动医学、足病学、口腔医学和
护理。替代医学和民间医学也有它们的历史。地方史为数不少，无
论是流行病、社会文化环境、医学经济学，还是人和制度。也有写
法大开大阖的史著，如 Guenter Risse, *Mending Bodies, Saving Souls: A
History of Hospitals* (New York: Oxford University Press, 1999)，和 James
C. Riley, *Rising Life Expectancy: A Global History* (Cambridge: Cambridge

147

University Press, 2001)。很多历史学家最初的起点曾经是 *Medicine and Society: Historical Essays,* ed. Andrew Wear (Cambridge: Cambridge University Press, 1992)。世界各地学院医学的丰富内容在下面两部集子中有所介绍：*Knowledge and the Scholarly Medical Traditions,* ed. Don Bates (Cambridge: Cambridge University Press, 1995)；和 *Medicine Across Cultures: History and Practice of Medicine in Non-Western Cultures,* ed. Helaine Selin (Dordrecht: Kluwer Academic, 2003)。对于已有一定造诣的研究者，*Locating Medical History: The Stories and Their Meanings,* eds. Frank Huisman and John Harley Warner (Baltimore: Johns Hopkins University Press, 2004) 一书包含了丰富多彩的编史学和阐释学论点，并突出表现了目前医史学界占据主流地位的宽容的折衷主义。

这个领域还拥有几部很有分量的科普经典，迄今仍常常起到把人们引入医学史大门的作用。其中之一是 Hans Zinsser, *Rats, Lice and History* (Boston: Little, Brown, 1935)。Paul de Kruif 把一系列重大医学发现的故事写得有声有色，特别是 *Microbe Hunters* (New York: Blue Ribbon Books, 1926) 和 *Men Against Death* (New York: Harcourt, Brace, 1932)。最后还应提到一部小说：Sinclair Lewis, *Arrowsmith* (New York: Harcourt, Brace, 1925)。该书在写作中曾得到一位著名医学科学家暗地里的指点，在医学界是大家共同话题的一个组成部分。

还有一份书目列出了自古至今的医学经典和关键的医学出版物：*Morton's Medical Bibliography: An Annotated Check-List of Texts Illustrating the History of Medicine (Garrison and Morton),* ed. Jeremy M. Norman (5th edn., Aldershot: Scolar Press, 1991)。

主要的医学史刊物是最有价值的，因为它们不仅刊载丰富多彩的

有趣文章，而且还有让读者了解最新发表动向的书目和书评。英语期 148
刊包括：*Medical History, Bulletin of the History of Medicine, Journal of the History of Medicine and Allied Sciences, Social History of Medicine; Canadian Bulletin of the History of Medicine, Health and History* 及 *Journal of Medical Biography*。欧洲大陆的一些刊物偶尔也刊发英文文章，如瑞士期刊 *Gesnerus* 和国际刊物 *Vesalius*。

　　然而乐事当中最大的乐事莫过于翻阅那些敝旧的书籍和刊物，它们承载着今天医学史从而书写的核心内容。也不妨沉浸到档案馆和博物馆的藏品中去。但是来自医学与健康之往日的这些第一手材料必须十分小心地加以利用。你很容易被它们引诱着一件接一件地看下去，心醉神迷，浑然忘却了人间何世。

普通索引

（页码为本书边码）

医学专门词语索引 *

（页码为本书边码）

---

* 医学专门词语的中文翻译主要据王晓鹰、章易华主编：《中山英汉汉英医学词典》，外语教学与研究出版社，2008 年。——译者注